Inéz Krebs
50 einfache Dinge, die Frauen über Sex wissen sollten

W0040513

PIPER

Zu diesem Buch

Zuerst sich selbst – und dann gemeinsam Neues entdecken. Unter diesem Motto spannt Inéz Krebs in 50 Kapiteln den erotischen Bogen von Autoerotik bis Zungenspiel, vom ersten Mal bis zum Sex über 60. Im Mittelpunkt stehen die Lust am Frausein, das Wissen um das, was wirklich guttut, und die Kunst, dem Partner offen zu sagen, was frau sich wünscht. Auf der Suche nach ihren und seinen erogenen Zonen wird das Lustspektrum mit allen Sinnen erforscht. Aber Inéz Krebs spart auch heikle Themen nicht aus: Ob Lustschmerz oder tote Hose im Himmelbett – sie bringt die Sache auf den Punkt und bietet alltagstaugliche Orientierungshilfen für die Entdeckungsreise durch erotisches Neuland.

Inéz Krebs ist freie Autorin für (Frauen-)Magazine und Kommunikationstrainerin mit den Schwerpunkten Persönlichkeitsentwicklung und Beziehungsmanagement. Sie beschäftigt sich seit zwanzig Jahren mit den Themen Erotik und Sexualität und veranstaltet als »Lovecoach« Seminare für Singles und Paare.

Sie kocht so leidenschaftlich gern, wie sie liebt – und verbindet so oft wie möglich beide Genüsse. Ihr Credo: Erotische Kommunikation ist wie kulinarische Kommunikation – sie facht die Phantasie an und macht Appetit auf mehr.

www.lovecoach.at

Inéz Krebs

50 einfache Dinge, die Frauen über Sex wissen sollten

Piper München Zürich

Mehr über unsere Autoren und Bücher:
www.piper.de

MIX
Papier aus verantwor-
tungsvollen Quellen
FSC® C014496

Ungekürzte Taschenbuchausgabe
Piper Verlag GmbH, München
April 2013
© Westend Verlag Frankfurt/Main
in der Piper Verlag GmbH, München 2010
Umschlaggestaltung: Tom Sprenger, München
Umschlagabbildung: gettyimages/Christoph Rosenberger
Typografie: Stefanie Silber Gestalten, www.silbergestalten.de
Satz: Fotosatz Amann, Aichstetten
Gesetz aus der Charter
Papier: Munken Print von Arctic Paper Munkedals AB, Schweden
Druck und Bindung: GGP Media GmbH, Pößneck
Printed in Germany   ISBN 978-3-492-30191-6

Inhalt

Vorwort:
Warum Sex?

Der Mensch ist, von Bonobos einmal abgesehen, so ziemlich das einzige Lebewesen, dem die Natur nicht nur die Fähigkeit mitgegeben hat, sich 365 Tage im Jahr zu paaren – sie hat ihn auch mit dem Verlangen ausgestattet, es zu tun, und mit der Gabe, es zu genießen. Frauen besitzen mit der Klitoris sogar ein eigenes Organ, das keinem anderen Zweck dient als der sexuellen Lust. Mutter Natur (und ihr Schöpfer) haben sich also einiges einfallen lassen, um uns die sexuelle Vereinigung schmackhaft zu machen.

Mit gutem Grund. Denn leidenschaftlicher, erfüllter Sex ist mehr als ein kurzfristiger Rausch der Sinne. Er ist ein ganzheitlicher Wellnessparcours und gleichzeitig das ultimative Powerprogramm für Körper, Geist und Seele.

Als »Medizin der himmlischen Lust« bezeichneten die alten Chinesen den Sex. Ihnen galt sexuelle Aktivität schon immer als probates Mittel zur Lebensverlängerung. Und auch die Hightech-Medizin des 21. Jahrhunderts, die das hochkomplexe Leib-Seele-Netzwerk zu entschlüsseln sucht, ortet Sex als ebenso natürliche wie effiziente Kraftquelle – eine Art »Bio-Medizin« ohne schädliche Nebenwirkungen, bei deren Anwendung man weder Arzt noch Apotheker um Rat zu fragen braucht.

Ersetzt der Mann/die Frau im Bett also den Griff zur Pille? Nicht immer – aber oft genug. Denn die Wirkung von gutem Sex reicht von A (wie Aktivierung) bis Z (wie Zufriedenheit).

- *Sex macht gesund.* Wer sexuell aktiv ist, wird seltener krank. So reduziert sich beispielsweise das Risiko tödlicher Herzkrankheiten durch regelmäßigen Sex um bis zu 50 Prozent.

- *Sex macht glücklich.* Beim genüsslichen Paaren wird eine Flut von Wohlfühlhormonen ausgeschüttet, die happy und ein bisschen »high« machen. Der stimmungsaufhellende Effekt dieses Psychococktails hält gut 24 Stunden an.

- *Sex macht schön.* Dafür sorgt das verstärkt ausgeschüttete Östrogen. Es verbessert die Regenerationsfähigkeit der Zellen, fördert die Bildung von Kollagen. Das macht die Haut straff, elastisch und faltenfrei. Wer ausdauernd küsst, trainiert zudem seine Gesichtsmuskeln.

- *Sex macht schlank.* Auf der Hitliste der Schlankmacher steht Sex ganz oben: Lustvoller kann man 350 Kalorien in 30 Minuten kaum verbrennen. Vorausgesetzt, man wechselt hin und wieder die Stellung und ist mit vollem Einsatz bei der Sache. Denn schon ein leidenschaftlicher Zungenkuss verbraucht 20 Kalorien!

- *Sex macht stark.* Erotische Aktivitäten können Bodybuilding nicht ersetzen – aber hervorragend ergänzen. 30 Minuten Liebesspiel bringen so viel wie 15 Minuten Fett-weg-Workout im Studio. Als natürliches Dopingmittel aktiviert Sex beim Mann zudem die Testosteronausschüttung – das lässt die Muskeln wachsen.

- *Sex macht jung.* Frauen mit aktivem Sexleben wirken optisch um fünf bis zehn Jahre jünger. Männer bleiben vor allem innerlich jung: Regelmäßiger Sex hält die Vorsteherdrüse elastisch und schützt vor Prostataproblemen.

- *Sex macht clever.* Liebe mag blind machen – Sex macht jedenfalls schlau und kreativ, weil beim Beischlaf nicht nur die Hormonproduktion, sondern auch die Aktivitäten unserer kleinen grauen Zellen auf Hochtouren laufen. Wer statt Mittagessen ein erotisches Schäferstündchen einlegt, arbeitet danach besser.

- *Sex macht locker.* Lustvoller Sex ist der schnellste Weg zum Stressabbau. Denn die freigesetzten Glückshormone sind wirksame Gegenspieler zu Stresshormonen wie Adrenalin. Gleichzeitig lösen sich nach jedem furiosen Finale auch körperliche Spannungszustände – vom steifen Nacken bis zum Muskelkater.

- *Sex macht aktiv.* In der traditionellen chinesischen Medizin (TCM) wird davon ausgegangen, dass Sex einen Überfluss an Lebensenergie erzeugt und jedes Organ langfristig aktiviert und gestärkt wird. TCM-Experten empfehlen daher ein ausdauerndes Vorspiel, intensive Küsse und leidenschaftliche Umarmungen als ideales Mittel zum Abbau von Energieblockaden.

- *Sex macht verliebt.* Eine heiße Nummer kann zwar keine schlechte Beziehung retten. Doch das Hormon Oxytocin, das beim lustvollen Liebesspiel in großen Mengen ausgeschüttet wird, löst (immer wieder) Verliebtheitsgefühle aus und zaubert »Herzerln« in die Augen.

Zehn gute Gründe also, warum Sie sich trotz Alltagsstress Zeit für lustvoll-sinnliche Stunden nehmen sollten. Der positive Effekt tritt allerdings nur ein, wenn der Sex so ist, wie er idealerweise sein sollte: im Auftakt anregend und aufregend, am Höhepunkt befriedigend und erfüllend, im Abgang wohltuend und entspannend.

Wenn das nicht der Fall ist? Dann kann es helfen, dieses Buch zu lesen. Denn guter Sex hat wenig mit Glück zu tun. Dafür umso mehr mit Wissen.

Wie funktioniert mein Körper – wie der meines Partners? Was regt mich an, was törnt mich ab? Welche Wünsche, Sehnsüchte, Bedürfnisse gilt es zu befriedigen? Welche Phantasien wollen ausgelebt werden? Welche Szenarien sollen Kopfkino bleiben? Und wie verwandelt man Liebesfrust (wieder) in Liebeslust?

Mit jeder Antwort, die Sie finden, kommen Sie Ihrem Traum von gutem Sex näher. Und machen die schönste Nebensache der Welt zur Hauptsache – zumindest ein paar lustvolle Stunden lang.

Meine Lust

Venuscode oder:
Die Entdeckung der Sinnlichkeit

Frauen sind sinnliche Wesen. Mit einem fast unerschöpflichen Potential, Lust zu geben – und Lust zu empfangen. Zu verführen – und sich verführen zu lassen. Erotische Begegnungen zu inszenieren – und erotische Momente auszukosten.

Die gewaltige Genuss- und Liebesfähigkeit, die in den meisten Frauen steckt, entfaltet sich allerdings nicht von selbst. Sie will entdeckt und zum Leben erweckt werden.

Was leichter gesagt ist als getan. Denn die »innere Venus« hat einen Hang zum Versteckspiel. Benannt nach der römischen Göttin der Liebe, des erotischen Verlangens und der Schönheit ist sie ein metaphorisches Bild für unsere sinnlichen, lustvollen und leidenschaftlichen Seiten.

Sie ist der Teil in uns, der für erotische Ausstrahlung sorgt und für Sexappeal. Der Lust aufs Flirten macht und es erregend findet, erotische Literatur zu lesen oder pikante Filme zu sehen. Sie lässt unser Herz klopfen, wenn der Blick an einem attraktiven Mann in knallengen Jeans hängen bleibt, und Schmetterlinge im Bauch fliegen, wenn dem Blick eine Berührung folgt. Der inneren Venus verdanken wir die Fähigkeit, uns einem geliebten Menschen hinzugeben. Und das Vergnügen daran, Sex als »l'art pour l'art« zu genießen.

Manche Frauen kommen schon früh in Kontakt mit ihrer inneren Venus. Sie haben das Glück, ihren Körper zu mögen und im lustvollen Spiel mit sich selbst und anderen herauszufinden, was sie erregt und was ihnen gut tut. Für sie sind Sex und Sinnlichkeit Schwestern, die Hand in Hand gehen. Weil sie selbstbewusst genug sind, sich dem Leistungsdruck im Bett nicht zu unterwerfen. Und damit die Ausnahme von der Regel bleiben.

Denn bei den meisten Frauen paart sich Lust mit Frust. Bevor wir entdecken, wie genussvoll Sex sein kann, wenn wir nur tun, was wir auch wirklich tun wollen, stolpern wir über gesellschaftliche Normen. Und über unsere eigenen, überzogenen Ansprüche.

Statt zu fragen: »Was will ich?«, fragen wir: »Was wird von mir erwartet?« Statt auf unser Bauchgefühl zu hören und seine Signale zu respektieren, orientieren wir uns an unerreichbaren Vorbildern in Hochglanzmagazinen. Statt eigene Maßstäbe zu entwickeln, lassen wir uns von widersprüchlichen Vorgaben unter Druck setzen. Allzeit bereit sollen wir sein – aber Sex schon beim ersten Date ist ein Tabu. Unseren Körper sollen wir in Szene setzen – aber erst wenn Diäten, Problemzonentraining und notfalls auch eine Schönheitsoperation Wirkung gezeigt haben. Multiple Orgasmen sollen wir produzieren – aber gleichzeitig als Hausfrau, Mutter und Familienmanagerin funktionieren.

Kein Wunder, dass angesichts dieser konträren Erwartungen die Lust am Frausein oft abhanden kommt und die innere Venus auf Tauchstation geht.

Andererseits hatten es Frauen noch nie so leicht wie heute, ihre Sinnlichkeit zu erforschen und auszuleben. Zumindest in unseren Breiten sind die Zeiten, in denen »anständige« Frauen keinen guten Sex haben durften – und den »Unanständigen« das Leben schwer gemacht wurde –, längst passé. Was Puristen noch vor zwanzig Jahren die Schamesröte ins Gesicht getrieben hätte, ist heute gang und gäbe. Warum sollte es ausgerechnet für Frauen kein Leben nach der Missionarsstellung geben? Warum sollten gerade die Sinnbilder der Sinnlichkeit nicht durch visuelle, haptische und olfaktorische Sinneseindrücke erregbar sein? Und warum sollten Frauen dem Reiz des Verbotenen leichter widerstehen als Männer, wo sie doch nicht einmal die Finger vom Apfel am Baum der Erkenntnis lassen konnten?

Zugegeben: Aller Anfang ist schwer. Doch um den großen Konfuzius zu zitieren (auch wenn dieser andere Assoziationen gehabt haben mag): Der Weg ist auch beim Erkunden der eigenen Sinnlichkeit das Ziel. Die langsame Verwandlung in eine leidenschaftlich-lustvolle Frau steht als Belohnung in Aussicht. Und Sex, der Erfüllung bringt, als ein langfristiger Gewinn.

Und welchen Einsatz gilt es dafür zu leisten? Vor allem Zeit – und Ehrlichkeit zu sich selbst. Letzteres kann wehtun. Denn obwohl wir in einer megaerotisierten Welt leben, in der uns nackte Tatsachen von jeder Kioskwand ins Auge springen, reden wir lieber über den Sex der anderen, als unsere eigenen sexuellen Wünsche und Bedürfnisse auszuloten.

Doch der Weg nach vorne erfordert einen Blick zurück. Welche Vorstellungen, Normen und Tabus über Sexualität habe ich von zu Hause mitbekommen? Welche davon habe ich ungefragt übernommen? Wer hat mein Selbstverständnis als Frau geprägt? Mit welchen Selbstzweifeln und Ängsten kämpfe ich, wenn es um die Erforschung meines Körpers geht? Und last, but not least: Welchen Stellenwert hatte Sex bisher in meinem Leben? War er ein Liebesbeweis? Ein Zeichen für Intimität? Eine Pflichtübung? Oder ein lustvolles Vergnügen?

Im Kopf sind die Antworten meist schnell gefunden. Doch die innere Venus lässt sich nicht mit dem Intellekt wecken. Um Sinnlichkeit zu entwickeln, müssen alle Sinne zum Einsatz kommen. Und das heißt für viele von uns: Zurück an den Start! Denn es ist nie zu spät, den eigenen Körper neu zu entdecken. Ihn mit Wohlwollen zu betrachten, statt nur die Schwachstellen zu sehen. Herauszufinden, welche Berührungen die Lust wecken, welche Phantasien sich als Türöffner ins Reich der Sinne erweisen. Und welche Tabus gebrochen werden müssen, um die Erregungskurve steil ansteigen zu lassen.

Denn selbst sexuell aufgeschlossene Frauen geben unumwunden zu: Trotz aller Offenheit und Toleranz versteckt sich im Hinterkopf der meisten doch ein prüder Sittenwächter, der einem den Spaß an der Freude verdirbt. Der für Irritation sorgt, wenn sich der Körper von Dingen provozieren lässt, die der Verstand eigentlich ablehnt. Und der das altmodische Bild von der »anständigen« Frau ausgerechnet dann aufblitzen lässt, wenn man den Mut gefunden hat, die eigenen Grenzen auszuloten – und zu überschreiten.

Umso besser, dass die innere Venus ganz eigene Vorstellungen von dem hat, was sie abtörnt – und von dem, was sie erregt. Schöne Wäsche beispielsweise mit einem Hauch von Unanständigkeit. Korsett und Strapse in weinrot. Ein Spitzenhöschen, »ouvert«. Oder, schon frecher, eine Lederkorsage. Probiert wird dann heimlich, vor dem Spiegel. Und plötzlich blickt eine andere Frau aus dem Rahmen. Sinnlich, lasziv – und ein kleines bisschen frivol. Gerade so viel, dass das Herz zu klopfen beginnt und sich im Bauch eine kribbelnde Hitze ausbreitet. Eine Hitze, die zu Kopf steigt. Und Lust macht auf mehr.

Wie zufällig landet dann erotische Literatur am Nachtkästchen. Oder ein anregender Film im DVD-Player. Der Venuscode lässt sich damit noch leichter entschlüsseln. Denn die Lust an Wort und Bild kennt keine Grenzen außer denen, die frau sich selber setzt.

Zur Entdeckung der eigenen Sinnlichkeit gehört für viele Frauen auch die Erfahrung, dass sich Emanzipation und Hingabe nicht ausschließen. Dass sich eine selbstbewusste, erotisch wache Frau nicht zwischen Intellekt und Leidenschaft entscheiden muss. Weil das eine dem anderen nicht im Weg steht.

Die amerikanische Schriftstellerin Betty Rollin brachte die Sache auf den Punkt: »Wenn du an der Oberfläche einer Feministin kratzt, kommt darunter in den meisten Fällen eine Frau zum Vorschein, die nichts dagegen hat, ein Sexobjekt zu sein. Der Unterschied ist nur, dass das nicht *alles* ist, was sie sein will.«

Das Vergnügen daran, sich fallen zu lassen, setzt Vertrauen voraus. Vertrauen in den Partner, aber vor allem Vertrauen in den eigenen Körper, in die eigene Sinnlichkeit, in die eigene Lust. Das schaffen nur Frauen, die mit ihrer inneren Venus in ständigem Dialog stehen. Die ihren Körper mögen und die Vielfalt ihres Begehrens kennen. Die ihr sexuelles Potential ebenso ausgelotet haben wie ihre emotionalen Höhen und Tiefen. Und die genau wissen, wie lange sie die Zügel fest in der Hand halten müssen und wann es Zeit ist, loszulassen – und einfach zu genießen.

2 Schatztruhe oder: Die Attribute der Weiblichkeit

Manchmal genügt eine einzige Szene, um einen Film unvergesslich zu machen. So in der Komödie *Die grünen Tomaten*, die 1991 zum Überraschungshit der US-amerikanischen Sommersaison wurde. Ein Dutzend Südstaatenfrauen nehmen da an einer Art Selbstfindungskurs teil und werden von der Seminarleiterin aufgefordert, ihre Höschen auszuziehen und ihre intimsten Teile mit Hilfe eines Handspiegels etwas genauer zu betrachten. Die Hauptdarstellerin flieht in hellem Entsetzen – und bestätigt damit einmal mehr das Klischee von der prüden Amerikanerin.

Es darf allerdings vermutet werden, dass Spiegel auch hierzulande für solche Zwecke nicht allzu oft zum Einsatz kommen. Während Männer mit ihrem »besten Stück« einen überaus vertrauten Umgang pflegen, wissen auch diesseits des Atlantiks viele Frauen nicht, wie ihr Klitoris, ihre Schamlippen und der Eingang zu ihrer Vagina wirklich aussehen. Ganz zu schweigen davon, dass sie wüssten, wie sich ihr zentrales Liebes- und Lustorgan in unterschiedlichen Erregungszuständen anfühlt, wie es riecht oder schmeckt.

Das »da unten« bleibt nicht nur unentdeckt – es bleibt sehr oft auch unbenannt. Vagina klingt medizinisch steril und bezeichnet nur die Scheide. Vulva, der korrekte Ausdruck für die Gesamtheit der äußeren Geschlechtsorgane vom Venushügel bis zum Damm, ist im deutschsprachigen Raum kaum geläufig. Die Schamlippen werden höchst selten explizit genannt, und die Klitoris wird meist zum »Kitzler« degradiert.

Zugegeben, so klangvolle Namen wie »Jadegrotte«, »dunkle Perle«, »die Entzückende« oder »das Leckermäulchen«, wie Asiaten und Orientalen das weibliche Zentrum der Lust nennen, klingen in unseren Ohren etwas schwülstig. Aber immer noch besser als Muschi und Möse oder die unzähligen umgangssprachlichen Bezeichnungen, die oft so vulgär und obszön sind, dass sie nur wenigen Frauen locker über die Lippen kommen.

»Wenn deine Vagina sprechen könnte, was würde sie sagen?«, fragt Eve Ensler in ihren berühmten *Vagina-Dialogen*, die

1996 erstmals in einem Off-Broadway-Theater aufgeführt wurden und seither weltweit für ausverkaufte Vorstellungen sorgen. Was nicht zuletzt daran liegt, dass Stars von Melanie Griffith und Alanis Morisette über Winona Ryder und Whoopi Goldberg bis zu Iris Berben, Hannelore Elsner und Sonja Kirchberger bereits die Hymne auf das »V-Wort« sangen.

Was hätten sie uns zu sagen, Vagina und Vulva? Zunächst einmal, dass sie einzigartig sind. Eine Tatsache, die den meisten Frauen gar nicht bewusst ist. Doch so wie es keine Norm gibt, was die Größe und Form der Brüste betrifft, so gibt es auch keine Norm bei den genitalen Attributen der Weiblichkeit.

Der kleine große Unterschied beginnt schon bei der Klitoris, die sich – wie der männliche Penis – in tausendundeiner Farbe, Form und Größe präsentiert. Auch die inneren Schamlippen, das Pendant zum Mund, können üppig sein wie Blütenblätter oder im wahrsten Sinn des Wortes schmallippig. Ihre großen Schwestern sind bei manchen Frauen kaum ausgebildet, bei anderen umso stärker. Und was die Vagina betrifft, so wusste man in anderen Kulturen schon sehr früh über die unterschiedlichen Formen Bescheid. Ob in den chinesischen und japanischen Schriften der Liebeskunst oder den Liebeslehren indianischer Völker, ob im indischen *Kamasutra* oder in seinem arabischen Pendant, *The Perfumed Garden*: Überall gibt es Typologien der »acht Täler der Lust« mit genauen Beschreibungen der anatomischen Merkmale. Und der besten Mittel und Wege, um sie wirkungsvoll zu stimulieren.

Der zweite Punkt, auf den Vulva und Vagina wohl hinweisen würden, könnten sie zu uns sprechen, wäre ihr unvergleichlicher Duft. Duft, wohlgemerkt, und nicht Geruch oder gar Gestank, wie das geschmacklose Herrenwitze gerne nahelegen. Er kann süßlich sein oder herb, ein bisschen erdig oder mit einem

Hauch Zitrusfrische, manchmal moosig oder sogar leicht fischig. Doch nur wenn eine Krankheit oder mangelnde Hygiene für eine Veränderung der Vaginalflora sorgen, schlägt der Duft weiblicher Körpersäfte um. Für viele Männer ist das ureigenste, von keinem Deo übertünchte Aroma einer Frau sogar ein echtes Aphrodisiakum. Nicht umsonst schreibt Alex Comfort in seinem Erotik-Bestseller *The Joy of Sex*: »Von ihrem Duft kann man gar nicht genug schwärmen. Bringen Sie Ihrem Geliebten bei, Sie oben und unten zu küssen. Er hat nur einen Mund – Sie haben zwei!«

Zu glauben, dass ihre intimsten Stellen nicht nur ein Augen-, sondern auch ein Gaumenschmaus sind, fällt vielen Frauen schwer. Leichter nachvollziehbar ist da schon die Faszination der Männer am zweiten Attribut unserer Weiblichkeit: den Brüsten. Sie sind Kultobjekte und Lustobjekte zugleich. Ein Blickfang, der den Herren der Schöpfung schöne Aussichten beschert. Und ein starkes Duo, mit dem Frauen ihre Lust am eigenen Körper und an ihrer Weiblichkeit offen zur Schau stellen können.

Zufrieden ist allerdings kaum eine mit dem, was die Natur ihr mitgegeben hat. Der Busen ist zu klein oder zu groß, zu rund oder zu flach – in jedem Fall aber nie straff genug. Kein Wunder bei den Vorgaben: Wer sich an Playboy-Maids und Film-Pin-ups orientiert, kann ja nur mit Schrecken den Blick ins eigene Dekolleté wagen. Dass die »Busenwunder« am liebsten mit ausufernden Gebärden und durchgedrücktem Kreuz posieren, bringt wenig Trost. Und auch das Wissen, dass Push-up-Pads und durchsichtige Klebebänder für den formatfüllenden Hochstand verantwortlich sind, versöhnt kaum eine Frau mit ihrer eigenen Unvollkommenheit.

Apropos Unvollkommenheit: Keine zwei Brüste sind gleich, selbst wenn sie derselben Frau gehören. Unabhängig von Gewicht und Figur sind sie groß oder klein, fest oder weich, apfel- oder birnenförmig. Dass die linke Brust meist größer ist als die rechte, lässt sich statistisch belegen, wissenschaftlich aber nicht erklären. Auch die Brustwarzen haben Charakter. Viele stehen permanent in »Habt-Acht-Stellung«, einige sind auch bei größ- ter Spannung nach innen geschlüpft, manche sind füllig wie Himbeeren, andere fast flach. Der Warzenhof ist klein oder großflächig, dunkel wie Schokolade oder hell wie Erdbeereis – so individuell eben wie der Busen, zu dem er gehört.

Wenn eine Frau erregt ist, verändern sich auch ihre Brüste: Sie werden voller und röten sich, die Brustwarzen stellen sich auf und werden steif, die Vorhöfe schwellen aufgrund der stär- keren Durchblutung an. Diese Signale sind eindeutig – doch die Rückschlüsse können falsch sein. Die klassischen Anzeichen sind zwar Erkennungsmerkmale der Lust – aber mit Lust an der Brust müssen sie nicht unbedingt etwas zu tun haben. Denn während bei manchen Frauen eine sinnliche »Direktleitung« vom Busen in den Schoß existiert, die bei gekonnter Reizung so- gar einen »Busenorgasmus« auslösen kann, fühlen sich andere selbst durch zartes Streicheln irritiert.

Für Irritation sorgen freilich nicht nur falsche Berührungen, sondern auch die permanente öffentliche Zur-Schau-Stellung blanker Busen. Wobei nicht oben-ohne im Freibad gemeint ist. Da kann schließlich jede Frau selbst darüber entscheiden, wem sie welche Einblicke gewährt. Irritierend sind die vollbusigen Leinwandgöttinnen neben schnittigen Autos, die nackten Tat- sachen in biederen Boulevardblättern, die Frauen im Spitzen- korsett samt Sektflasche in der Hand neben banalen Allerwelts- produkten.

In Werbespots, auf Plakatwänden und in Inseraten wird ge- zeigt, was im Fernsehen sonst nur nach 23 Uhr erlaubt ist. Die

Agenturen überbieten sich im Wettbewerb der pikanten Bilder – »sex sells« gilt im 21. Jahrhundert mehr denn je. Die Körbchengröße korreliert dabei mit dem Kommerz: Je praller die Formen, desto phantasievoller die von der Werbewirtschaft ersonnenen Zusammenhänge zwischen baren Brüsten und dem angebotenen Produkt. Der italienische Kommunikationswissenschaftler Roberto Grandi sieht die ganze Sache nüchtern. Sein cooler Kommentar zu anzüglichen Anzeigen: »Nur wer posiert, der provoziert.«

Man(n) könnte freilich auch auf ein anderes Zitat zurückgreifen. Das eigentlich als Denkzettel für allzu freizügige Frauen gedacht war. Doch die Beachtung von Coco Chanels Worten würde, leicht modifiziert, auch so manchem Werbespot gut anstehen: »Das Dekolleté ist jener schmale Grat, auf dem der gute Geschmack balancieren sollte, ohne herunterzufallen.«

3
Spiegelbild oder:
Bin ich sexy – bin ich schön?

Ein Mann. Eine Frau. Das gewisse Prickeln in der Luft. Der gewisse Blick in den Augen. Zwei erregte Menschen, die Lust aufeinander haben. Zwei erregte Körper, die einander diese Lust schenken können.

Eigentlich ideale Voraussetzungen für genussvollen, leidenschaftlichen Sex. Wäre da nicht diese Stimme in IHREM Kopf. Die den Schmusesong von Leonhard Cohen ebenso übertönt wie SEINE geflüsterten Liebesworte. Und wie eine Schellackplatte mit Kratzer gnadenlos immer wieder dieselben sinnlosen

Fragen stellt: Warum hab ich es schon wieder nicht geschafft, mich beim Essen zurückzuhalten? Sieht er die Cellulite an meinen Oberschenkeln? Ob er enttäuscht ist, wenn er die Push-ups in meinem BH entdeckt? Wieso habe ich ausgerechnet heute vergessen, die Beine zu rasieren? Schaut mein Hintern kleiner aus, wenn ich auf der Seite liege? Sieht er mir an, dass ich zwei Kinder gestillt habe? Und wo ist bloß der verdammte Lichtschalter?

Gäbe es ein Gerät, um diese Stimme im Kopf mit einem Knopfdruck zum Schweigen zu bringen – die meisten Frauen würden dafür wohl ein kleines Vermögen auf den Tisch blättern. Denn nichts verleidet uns die Lust an der körperlichen Liebe so schnell und nachhaltig wie das ewige »Spieglein, Spieglein an der Wand ...«. Es verhindert die wichtigsten Voraussetzungen für lustvollen Sex: Einfach loszulassen und entspannt zu genießen, den Kopf auszuschalten und sich ganz auf den eigenen Körper zu konzentrieren.

Mag sein, dass auch Männer im Bett manchmal Zweifel an ihrer Attraktivität und ihrem Sexappeal plagen. Wenn dem so ist, wissen das die meisten ziemlich gut zu verbergen. Sind die Hüllen erst einmal im Fallen begriffen, konzentriert sich das männliche Gehirn scheinbar auf das Naheliegendste: nämlich darauf, den Körper der Frau, die da steht, sitzt oder liegt, in all seinen wunderbaren Details zu entdecken und zu erforschen.

Beneidenswert. Denn während ER küsst und streichelt, leckt und schmeckt, versucht das Objekt seiner Begierde eine möglichst gute Figur zu machen. SIE zieht den Bauch ein. Drückt den Rücken durch. Hofft auf ein kleines Wunder. Und ist sich trotzdem die ganze Zeit schmerzlich bewusst, dass sie nie im Leben so perfekt sein wird wie die Laufsteggazellen aus Hollywood.

Was vermutlich der Wahrheit entspricht. Aber trotzdem keiner Katastrophe gleichkommt. Denn Perfektion hat nichts mit Schönheit zu tun. Und schon gar nichts mit Sexappeal.

Das ist freilich eine Lektion, die sich die meisten Frauen erst mühsam erarbeiten müssen. Gespeichert – und meist tief verankert – sind nämlich ganz andere Glaubenssätze. Dass unser Attraktivitätsfaktor von der Waage ablesbar ist. Dass unser Liebesglück von der Kleidergröße abhängt. Dass nur ein flacher Bauch sexy ist und nur ein knackiger Po begehrliche Blicke auf sich zieht. Und dass Männer an einer Frau zuerst die Kurven taxieren, statt sich an ihrer Intelligenz zu erfreuen.

Zugegeben, Doris Day mag nicht ganz unrecht gehabt haben, als sie meinte: »Die Augen der Männer sind besser entwickelt als ihr Verstand.« Auch Petra Schürmann, Deutschlands erste Miss World, stellte auf die Frage über das Verhältnis von innerer und äußerer Attraktivität wenig wissenschaftlich, aber umso pointierter fest: »Es kommt darauf an, dass die Nase zum Mund passt und das Gesicht zum Körper – innere Werte sind dabei unwichtig. Das ganze Geschwätz darüber finde ich verlogen. Oder haben Sie schon mal einen Mann gesehen, der mit inneren Werten ins Bett geht? Ich nicht.«

Trotzdem ist erotische Ausstrahlung nicht auf Kleidergröße und Bauchumfang reduzierbar. Sie lässt sich weder in Gramm noch in Zentimeter festnageln, weder in Maße noch in Messbares fassen. Und sie unterliegt auch keiner Altersbeschränkung. Ihr Erkennungszeichen ist Selbstbewusstsein. Und die tiefe Überzeugung, dass Schönheit im Auge des Betrachters liegt.

Eine Frau, die sich mit all ihren kleinen und großen Schwächen annehmen kann, die ihren Körper mag und im Bett keinen Gedanken an Cellulite & Co. verschwendet, wirkt sexy. Nicht immer und nicht auf jeden Typ Mann. Doch wer will das schon!

Die Welt ist jedenfalls voll mit Männern, die – allen Vorurteilen zum Trotz – keine Barbie im Bett haben wollen, sondern eine lebendige Frau. Die Hülle und Fülle genießen – oder sich am Anblick eines androgynen Körpers erfreuen. Die Orangenhaut nur erkennen, wenn man sie mit der Nase darauf stößt. Und die im Zustand vorfreudiger Erregung gar nicht auf die Idee kommen, die Frau in ihren Armen mit Claudia Schiffer oder Jennifer Lopez zu vergleichen. Sondern jeden Quadratzentimeter nackter Haut vorbehaltlos bewundern, solange sie nur alles nach Lust und Laune berühren dürfen. Denn nichts ist für einen leidenschaftlichen Liebhaber schlimmer als eine Frau, die ihren Körper mit Tabuzonen belegt. Vielleicht ist es ja gerade die Rundung ihres Bauches, die ihn antörnt, oder der kleine Fettsteiß über dem Po, der ihm ein Lächeln entlockt – und seinen Händen jede Menge Streicheleinheiten.

Das findet frau allerdings nur heraus, wenn sie sich selbst mit Liebe betrachtet – oder zumindest mit so viel Wohlwollen, wie sie auch dem Mann an ihrer Seite entgegenbringt. Der ja vermutlich auch kein Adonis ohne Fehl und Makel ist.

Doch was tun, wenn sich der Weichzeichner im Blick einfach nicht einstellen will? Wenn das Spiegelbild zum Feindbild wird? Und die lästige Stimme im Kopf beim Sex andauernd dazwischenfunkt?

Dann kann es durchaus Sinn machen, der Natur ein bisschen auf die Sprünge zu helfen. Skalpell und Laser garantieren zwar weder besseren Sex noch zügellose Leidenschaft. Doch ein gelungener Eingriff kann das Selbstbewusstsein und das Selbstwertgefühl stärken. Die Versöhnung mit dem eigenen Spiegelbild herbeiführen. Und dafür sorgen, dass die äußere Fassade endlich dem inneren Lebensgefühl entspricht.

Ein seriöser Arzt wird ohnehin prüfen, was hinter dem

Wunsch nach Veränderung steckt. Ob es ein klar definiertes, körperliches Problem ist – Reiterhosen beispielsweise, die jeder Diät hartnäckig widerstehen, oder ein Busen, der sich nach dem Stillen verflüchtigt hat. Oder ob der Gang zum Schönheitschirurgen die Beratung durch einen Psycho- oder Paartherapeuten ersetzen soll. »Ich werde danach nie wieder depressiv sein und meine Beziehung in den Griff kriegen, mein Selbstwertgefühl wird in Ordnung sein und mein Mann mich für immer lieben ...« – solche Hoffnungen sind eine völlige Überfrachtung dessen, was ästhetische Chirurgie zu leisten vermag.

Noch schlimmer, wenn der Partner zur Schönheits-OP drängt. Ein Paradebeispiel dafür lieferte Helmut Dietl in seiner Filmsatire *Rossini oder die mörderische Frage, wer mit wem schlief*. Die Gattin im Schlepptau, erkundigte sich da ein sichtlich gutbetuchter Herr beim Schönheitschirurgen nach den Renovierungsmöglichkeiten für die Frau an seiner Seite – und ließ den Doktor mit eindeutiger Wortwahl wissen, wonach ihm der Sinn stehe. Dieser warf einen Blick auf das widerstrebende »Objekt«, taxierte es kurz – und nannte seinen Preis.

Der amüsante Filmgag hat freilich in der Realität weniger amüsante Entsprechungen. Zum einen treiben gerade auf dem Gebiet der Schönheitschirurgie jede Menge Scharlatane ihr Unwesen. Zum anderen sind selbst versierte Ärzte nicht davor gefeit, die Grenzen des guten Geschmacks zu überschreiten – wie der jüngste Beauty-Trend aus den USA eindrucksvoll bestätigt.

»Intimchirurgie« ist das Stichwort, bei dem alle Alarmglocken läuten sollten. Denn den findigen Doktores ist dazu einiges eingefallen. Vaginalverengung, Fettabsaugung am Venushügel, Schamlippenverkleinerung oder Klitoriskorrektur – wo immer ein Skalpell hinkommt, da wird es auch angesetzt. Und falls eine Frau glaubt, einen Rundumservice nötig zu haben, stehen für sie Packages bereit: »2 for 1« beispielsweise, wobei kleine und große Schamlippen gleichzeitig »getunt« werden.

Zum Drüberstreuen gibt es noch ein Spezialangebot: anal bleaching. Damit endlich Licht ins Dunkle kommt und ein rosiger Hautton an jenen Ort, der von Natur aus etwas stärker pigmentiert ist. Dass die Bleichungscremes einen heftigen Juckreiz auslösen, wird als Preis der Schönheit in Kauf genommen – selbst an einer Stelle, die kaum jemals das Tageslicht erblickt.

Womit sich die Sache mit dem Sexappeal selbst ad absurdum führt. Und nur die bange Frage bleibt: Hat der Schönheitswahn damit endgültig seinen Tiefpunkt erreicht – oder gibt es für diesen Irrsinn noch eine Steigerungsstufe?

4 Genusspunkte oder: Immer wenn ich mich berühre ...

Sexuelle Revolution hin, Befreiung von gesellschaftlichen Zwängen her. Bei all den lustvollen Dingen, über die Frauen mit ihrer (aller-)besten Freundin ganz offen reden, bleibt ein Thema meist ausgespart: Sex im Alleingang.

Zu hoch sind die Schamschwellen. Zu tief verankert das peinliche Gefühl, eine Anstandsgrenze zu überschreiten. Was nicht weiter tragisch wäre, würden Frauen trotzdem genussvoll masturbieren. Doch die Scheu, über Selbstbefriedigung zu sprechen, geht oft Hand in Hand mit der Angst davor, sich selbst Lust zu verschaffen.

Dabei ist Masturbation nicht nur eine der natürlichsten, sondern auch eine der entspannendsten Varianten weiblicher Sexualität. Männer kommen und gehen – die eigenen Hände bleiben. Und eröffnen unzählige Möglichkeiten für sinnliche Wonnestunden. Ohne fremde Erwartungen. Ohne Rücksicht auf die Wünsche, Stimmungen und Reaktionen des Partners. Ohne erfolgsorientierten Leistungsdruck.

Dafür mit der Chance auf einen unkomplizierten Orgasmus. Denn alle einschlägigen Untersuchungen belegen, dass Frauen nicht nur leichter kommen, wenn sie selbst Hand anlegen, sondern auch schneller, als das mit männlicher »Unterstützung« der Fall ist. Vorausgesetzt, sie wissen, welche Berührungen gut tun und welche erotischen Träume und Phantasien sie beim Liebesspiel mit sich selbst beflügeln und begleiten.

Bis vor kurzem gingen Experten davon aus, dass Männer recht früh die Freuden der Handarbeit entdecken, während die meisten Frauen diesbezüglich Spätzünderinnen sind. Aktuelle Studien zeigen, dass die jungen Mädchen aufholen. Mit fünfzehn hat gut die Hälfte bereits im wahrsten Sinn des Wortes »begriffen«, was ihr Körper will und braucht – fast acht Jahre früher als noch in den Sechzigern des letzten Jahrhunderts. Als Twens gönnen sich weit über achtzig Prozent regelmäßigen Solosex. Und immer mehr Frauen jenseits der Wechseljahre entdecken die Lust an der Selbstliebe – und erleben nicht selten nach vielen Beziehungsjahren ihren ersten Orgasmus dank Selbstbefriedigung.

So gesehen kein Wunder, wenn Frauen nach dem Motto »Mach's dir selbst, sonst macht's dir keiner« mit Begeisterung zur Tat schreiten. Gibt es doch bei der genussvollen Autoerotik einiges zu entdecken. Das haben nach vielen Jahrhunderten der Verteufelung auch Mediziner und Therapeuten erkannt. So plädiert die britische Orgasmusspezialistin und Buchautorin Rachel Swift für Masturbation als effektivsten Weg, sich selbst und seine Bedürfnisse kennenzulernen und Kontrolle über die eigenen sexuellen Reaktionen zu erlangen.

Das intime Spiel ohne jene Grenzen, die ein »Mitspieler« setzt, ist sozusagen die Basissexualität – und für viele Frauen die Voraussetzung, um wirklich guten Sex mit einem Mann zu haben. Frei nach der Devise: »Nur wer das Solo schafft, dem kann auch das Duett gelingen.« Das ultimative Ziel der sinnlichen Forschungsreise zu den Quellen der Lust besteht darin, eine so große Vertrautheit mit dem eigenen Körper und der eigenen Weiblichkeit zu erlangen, dass auch im Spiel mit dem Partner genug Selbstsicherheit vorhanden ist, um im richtigen Augenblick loszulassen.

Das gilt vor allem für Frauen, die ihre erotische Ansprechbarkeit noch nicht kennen und daher weit mehr von der Einfühlsamkeit, dem Verständnis und – last, but not least – den sexuellen Fähigkeiten ihres Partners abhängig sind als erotisch »wache« Frauen. Nur wer ungeniert sagen kann (oder selber tut), was nötig ist, um in den siebten Lusthimmel zu kommen, braucht dem Partner nicht die Verantwortung für die eigene Lust aufzubürden.

So weit die Theorie. In der Praxis wird das, was Sexperten als großen Vorteil der Masturbation werten, zum problematischen Dreh- und Angelpunkt. Denn nicht nur das Unbehagen, ihre intimsten Körperstellen zu erforschen, bringt Frauen dazu, auf liebevolle Handarbeit zu verzichten. Es ist der einsame Höhepunkt, den frau ganz mit sich und für sich erlebt, der manche zurückschrecken lässt.

Das Vorurteil sitzt tief: Ein selbstgemachter Orgasmus sei minderwertig, ein purer Ersatz für das Vergnügen zu zweit. Grundfalsch – und zudem wenig lustfördernd. Denn auch der Orgasmus an der Seite eines anderen Menschen ist im Grunde genommen »selbstgemacht«. Erfreulicherweise hat es die Natur so eingerichtet, dass weder Männer noch Frauen Lust rein karitativ erleben. Beim sexuellen Genuss ist immer Eigenes dabei: eigene Phantasien, eigene Bewegungen, eigene Gefühle.

Mit einem großen Unterschied: Wer die Sache selbst in die Hand nimmt, braucht auf niemanden Rücksicht zu nehmen. Weder was den Zeitpunkt, noch was die Dauer betrifft. Selbst das Aussehen ist beim Solosex irrelevant, wie Truman Capote so treffend formulierte: »Das Schöne am Masturbieren ist, dass man sich dafür nicht gut anziehen muss.«

Vermutlich hat sich der exzentrische Schriftsteller mit diesem Aphorismus auf seine Geschlechtsgenossen bezogen. Doch da er Männern wie Frauen gleichermaßen zugeneigt war, unterstellen wir ihm einfach ein ausgeprägtes Verständnis für alle Spielarten der Lust – egal ob männlich oder weiblich.

Apropos Geschlechter: Beide wissen, dass Autoerotik schnelle Befriedigung verspricht. Während Männer aber in der Regel dem Quickie zwischen Tür und Angel, vor dem Computerbildschirm oder im Badezimmer den Vorzug geben, wird Selbstbefriedigung von Frauen oft richtiggehend zelebriert.

Sich verwöhnen – sich verführen – sich mehr Zeit nehmen, als ein Mann sich üblicherweise beim Vorspiel nimmt. Ganz ohne Ablenkung, ohne fremdes Gefühl, ohne fremdes Begehren, das sich nach einer anderen Art der Erfüllung sehnt. Stattdessen nur Konzentration auf das Wesentliche: den eigenen Körper, die eigene Lust. Das zeichnet weibliche Wonnestunden aus.

Klar, auch Frauen können vor dem PC oder dem Fernsehgerät sitzen und beim Anblick nackter Tatsachen masturbieren. Und manche werden das auch mit Vergnügen tun. Für viele gehört zum lustvollen Selbstliberitual aber ein Ambiente, bei dem alle Sinne mit einbezogen werden. Für die einen heißt das: ein warmes Schaumbad, schwerer Rotwein, Kerzenlicht und aphrodisierende Düfte. Für die anderen: Chill-out-Music, ein Glas perlenden Sekt und ein Buch mit erotischen Geschichten, die das Kopfkino zum Rotieren bringen. Erlaubt ist alles, was gefällt und hilft, beim Date mit sich selbst in Fahrt zu kommen.

Auch für die anschließende Suche nach dem »point of no return« existieren keine Regeln. Manchen Frauen verschafft es am meisten Lust, ihre Klitoris direkt zu stimulieren, andere massieren lieber die Umgebung oder kommen durch das rhythmische Zusammenpressen der Oberschenkel zum Höhepunkt. Wenn der manuelle Reiz nicht genügt, hilft ein Vibrator der Lust auf die Sprünge. Der »Zauberstab« hat zwar einen Nachteil: Er surrt. Doch an das störende Nebengeräusch gewöhnt frau sich so schnell wie an die vibrierenden Sensationen.

Ist die erste Hemmschwelle überwunden, folgt eine Phase des Experimentierens. Nicht jeder Versuch endet mit dem erwünschten Feuerwerk – oft ist der Höhepunkt eher eine Art Sternschnuppe oder bleibt völlig aus. Doch es gibt (fast) unendlich viele Möglichkeiten, die sexuelle Empfindungsfähigkeit aus ihrem Dornröschenschlaf zu wecken. Und für viele Frauen ist das Orgasmuserlebnis Marke Eigenbau eine echte Premiere.

Manche Männer tun sich mit dieser Tatsache schwer. Vor allem ältere Semester, die von der Prämisse männlicher Aktivität und weiblicher Passivität ausgehen, empfinden eine instinktive Abneigung gegen den Gedanken, ihre Partnerin könne sich allein mehr Lust verschaffen als beim gemeinsamen Liebesspiel. Sie fühlen sich in ihrer Rolle als Liebhaber hinterfragt und sehen in der Masturbation einen Beweis für ihr eigenes Versagen.

Viele jüngere Männer sind dagegen neugierig. Und träumen nicht nur davon, dabei zuschauen zu dürfen, wenn eine Frau sich selbst berührt, sondern sind durchaus bereit, die so gewonnenen Erkenntnisse gemeinsam umzusetzen. Offenbar hat sich bei ihnen herumgesprochen, dass die wenigsten Frauen zu Dauersolistinnen werden. Denn so genussvoll und befriedigend der Sex mit sich selbst auch sein mag – keine Frau verliebt sich in einen Vibrator. Sie benützt ihn bloß als Mittel zum Zweck. Und der ist letztendlich immer eine selbstbestimmte, lustvolle Sexualität, die im besten Fall beide bereichert – sie und ihn.

5 Sternstunden oder: Klitoral, vaginal? Ganz egal!

Jede will ihn, viele kennen ihn, aber nur wenige wissen genau, wann und wie sie ihn bekommen. Der weibliche Orgasmus gibt Rätsel auf. Den Frauen selbst. Und den Männern erst recht.

Rein biologisch gesehen ist er absolut unnötig. Während die Herren der Schöpfung kommen müssen, um sich fortzupflanzen, kann eine Frau ein Dutzend Kinder zur Welt bringen, ohne bei deren Zeugung auch nur einen Funken Lust verspürt zu haben. Ihr Orgasmus ist kein »Muss« – und die Klitoris damit das einzige Organ, das ausschließlich dem erotischen Vergnügen dient.

Oder, besser gesagt, dienen kann. Denn verlassen darf frau sich auf gar nichts. Nicht darauf, wann sie kommt. Nicht darauf, wie sie kommt. Und schon gar nicht darauf, dass sie kommt.

Nur eines steht fest: Jede Frau ist orgasmusfähig. Auf ihre ganz individuelle Art und Weise. So individuell, dass Wissenschaftler sogar von einem orgasmischen Fingerabdruck sprechen und trotz emsiger Forschungsarbeit zugeben müssen, dass sich »the big O« allen Systematisierungsversuchen entzieht.

Schon im antiken Griechenland wollte man den Gesetzmäßigkeiten der weiblichen Libido auf die Spur kommen. Nicht zuletzt deshalb, weil angenommen wurde, dass ein Orgasmus die Voraussetzung für eine Schwangerschaft sei. Was den Verdacht nahelegt, dass die alten Griechen entweder genauso ahnungslos waren wie viele moderne Männer – oder die alten Griechinnen genauso gute Schauspielerinnen wie Meg Ryan in der Hollywoodkomödie *Harry und Sally*.

In Indien galt die weibliche Ekstase ebenfalls als Mittel zum Zweck – wenn auch nicht im Hinblick auf die Fortpflanzung. Die Männer waren nämlich überzeugt, dass sie nur der Höhepunkt ihrer Partnerin davor bewahren könne, sich zu verausgaben und ihre Potenz zu verlieren. Vermutlich ein durchaus willkommener (Aber-)Glaube, der so mancher Inderin eine lustvolle Nacht beschert haben dürfte.

Vergleichsweise uneigennützig wurden dagegen die Frauen in Europa beglückt. Bereits Ende des 19. Jahrhunderts machte ein großes Kaufhaus offen Reklame für Vibratoren, und so manche Dame hatte ihren Zauberstab ganz ungeniert im Nachtkästchen liegen.

Doch dann kam Sigmund Freud – und mit ihm das Ende der zwanglosen Lustbarkeiten. Denn der Erfinder des Penisneids klassifizierte den weiblichen Orgasmus in zwei Kategorien: den vaginalen, »reifen« Höhepunkt und den klitoralen, »unreifen« Höhepunkt. Was von einer Sekunde auf die andere rund zwei Drittel aller Frauen zu Wesen mit einer unterentwickelten Sexualität degradierte und den Männern eine hervorragende Ausrede für ihr erotisches Unvermögen bot. Konnte die Beglückte nämlich durch pure Penetration nicht kommen, obwohl doch der Penis als alleinig seligmachend galt, dann funktionierte SIE eben nicht wie eine »richtige« Frau. Und war – wie praktisch! – selber schuld an ihrem lustlosen Dasein.

Längst weiß man, dass Freuds These nicht haltbar ist. Bereits in den sechziger Jahren belegte Alfred Kinsey in seiner aufsehenerregenden Studie *Das sexuelle Verhalten der Frau*, dass weibliche Orgasmen fast immer klitoral ausgelöst werden – durch direkte oder indirekte Reizung. Denn die Klitoris ist nicht nur ein äußerlich angebrachter »Lustknopf«, sondern reicht tief in den Körper hinein. Bei manchen Frauen genügt daher die Reibung des Penis in der Vagina, um die Klitoris von innen her so zu stimulieren, dass sie zum Höhepunkt kommen. Doch die Mehrheit aller Frauen braucht dafür manuelle, orale oder elektrische Unterstützung, denn der Kitzler ist Dreh- und Angelpunkt der weiblichen Glückseligkeit.

Daran kann auch die Suche nach dem G-Punkt nichts ändern. 1950 war der Gynäkologe Ernst Gräfenberg auf diesen vermeintlichen »Hotspot« an der Scheidenvorderwand gestoßen, dreißig Jahre später behaupteten Beverly Whipple und John Perry, mit ihren Forschungen den Beweis für die Existenz eines »Orgasmuspunktes« in der Vagina erbringen zu können. Doch ihre Forschungsergebnisse sind umstritten, und bei Studien geben selten mehr als zehn Prozent der befragten Frauen an, dass sie ihren G-Punkt tatsächlich gefunden haben und auf seine Stimulation mit einem explosiven Höhepunkt reagieren.

Weit mehr kommen mittels Cunnilingus zum Ziel oder durch gekonnte Handarbeit des Partners. Die höchste Erfolgsquote liegt, wie so oft, im geschickten Pas de deux: ER bringt sie bis an den Rand der Ekstase, SIE sorgt für den letzten Schritt zum »kleinen Tod«, wie die Franzosen den sexuellen Gipfelsturm nennen.

Im Gegensatz zum männlichen Orgasmus ist der weibliche Höhepunkt nämlich höchst störanfällig. Eine falsche Bewegung, ein irritierender Rhythmuswechsel, eine unangenehme Berührung – und schon löst sich die herannahende Orgasmuswelle in Luft auf. Damit nicht genug, erweisen sich auch die kleinen grauen Zellen nur zu oft als Querulanten. Während Männer im Bett scheinbar problemlos ihr Gehirn auf Stand-by-Modus schalten können, geht's in weiblichen Köpfen auch dann rund, wenn eigentlich Sex und nichts als Sex angesagt sein sollte. Statt sich am Weg zur Erfüllung einfach auszuklinken und der Lust ihren Lauf zu lassen, beschäftigt sich unser Verstand mit völlig unwichtigen Dingen. Mitten im schönsten Liebesspiel erinnern wir uns dann plötzlich an den Zahnarzttermin, den es zu vereinbaren gilt, an die unbezahlte Stromrechnung oder an den kaputten Wäschetrockner.

Manchmal gelingt ein mentales Bremsmanöver, und dann heißt es, wie beim »Mensch ärgere dich nicht«-Spiel: drei Felder zurück – und auf zu einem neuen Versuch. Viel öfter bleibt die Lust aber endgültig auf der Strecke oder zumindest die Chance auf einen lustvollen Orgasmus.

Natürlich kann frau ihrem Partner dann reinen Wein einschenken und sagen: »Sorry, Schatz, heute klappt es nicht. Aber mach ruhig weiter und amüsier dich.« Doch so viel Ehrlichkeit ist eher selten. Viel öfter wird einfach geschwiegen. Oder ein Orgasmus vorgetäuscht. Was ja per se auch keine Katastrophe ist, solange der echte Orgasmus die Regel – und das fingierte Vergnügen die Ausnahme bleibt.

Das »Kunststück«, einen Höhepunkt vorzutäuschen, beherrschen übrigens alle Frauen. Weil es, unter uns gesagt, ja nicht wirklich kompliziert ist, die äußeren Anzeichen innerer Erregung nachzuahmen – sei es nun intensives Atmen, ekstatische

Windungen oder einfach ein lustvoll gestöhntes »Oh ja, ich komme!«

So gut wie alle Frauen geben in Umfragen auch zu, schon einmal ihr theatralisches Talent zum Einsatz gebracht zu haben. Dass sich Männer angesichts weiblicher Schauspielkünste schwer tun, »fact« von »fake« zu unterscheiden, ist daher nicht weiter verwunderlich. Dass nur eine Minderheit glaubt, davon auch persönlich betroffen zu sein, erstaunt dagegen. Denn obwohl Männer wissen, dass Frauen Orgasmen vortäuschen, sind achtzig Prozent der festen Überzeugung, selbst noch nie einer Fälschung aufgesessen zu sein.

Das Gegenstück zum Fake-Orgasmus ist der multiple Orgasmus, der Frauen über Stunden in ekstatischen Zuckungen halten soll. Über hundert aufeinanderfolgende Höhepunkte wollen Orgasmusforscher an ihren Probandinnen gemessen haben. Der Spaßfaktor wurde allerdings ebenso wenig ermittelt wie der Prozentsatz an multiorgasmischen Frauen. Der, so darf man vermuten, im einstelligen Prozentbereich liegt. Trotzdem eine hohe Messlatte für Durchschnittsgenießerinnen. Denn angesichts solcher Vorgaben fühlen sich die singulären Höhepunkte, die neben den beschriebenen Vulkanausbrüchen wie Wunderkerzen wirken, fast ein bisschen mickrig an.

Nur gut, dass wenigstens die weibliche Ejakulation (noch) nicht zum Nonplusultra erhoben wurde. Manche Frauen erleben – und genießen – diesen Ausstoß einer Flüssigkeit, die dem Sekret der männlichen Prostata ähnelt. Andere finden die üppigen Rinnsale nur lästig oder peinlich. Für die meisten bleibt die weibliche Ejakulation ein vergleichsweise irrelevanter Nebenaspekt. Ob nun mit oder ohne »Extras« – Hauptsache, ein Orgasmus stellt sich ein.

Wofür es – siehe oben – leider keine Garantie gibt.

Denn obwohl die Experten in Sachen Sex fieberhaft daran arbeiten, den weiblichen Gipfel der Lust zu erklimmen, ist der »Funktioniert-immer-Orgasmus« noch nicht in Sicht. Vielleicht ist das ja auch ganz gut so. Auf diese Weise bleibt jeder Höhepunkt einzigartig. Und die Jagd nach dem großen O ein Spiel, das nie langweilig wird.

6 Traumzeit oder: Sex mit George Clooney

Den besten Sex ihres Lebens haben viele Frauen im Schlaf. Pure Leidenschaft. Tabuloser Genuss. Und trotzdem jede Menge Zärtlichkeit. Natürlich an den tollsten Orten und mit den tollsten Typen, die die Welt zu bieten hat. Denn das Unterbewusstsein kann es sich leisten, Szenen wie aus einem Hochglanzmagazin zu erzeugen. Manche davon sind so frivol und ausgefallen, dass einem die Erinnerung an das nächtliche Kino im Kopf die Schamesröte ins Gesicht treibt. Doch spätestens beim Weckerläuten landen wir wieder auf dem Boden der Tatsachen. Und stellen mit Bedauern fest, dass der Mann an unserer Seite auch an diesem Morgen nicht George Clooney ist.

Der Psychiater Carl Gustav Jung war überzeugt: Männer, die behaupten, nicht von Sex zu träumen, sind entweder unehrlich oder nicht normal. Dass auch die holde Weiblichkeit lüstern träumt, wurde dagegen lange angezweifelt. Feuchte Träume hielt man überhaupt für eine rein männliche Domäne.

Doch die Herren irrten. Mittlerweile lässt sich in Schlaflabors zweifelsfrei feststellen, dass die scharfen Bilder, die das Unterbewusstsein auf die innere Leinwand projiziert, auch bei Frauen körperliche Folgen haben. Zwar sind trauminspirierte Orgasmen bei Frauen weniger häufig als bei Männern, aber dass es sie gibt, bewiesen schon vor Jahren zehn Vertreterinnen dieser glücklichen Gruppe, die unter dem strengen Blick ungläubiger Wissenschaftler der Rutgers University in New Jersey den Beweis für ihr Phantasietalent antraten: Der unerotischen Atmosphäre zum Trotz erreichten zwei Drittel allein durch ihre Vorstellungskraft einen lupenreinen Höhepunkt – abzulesen an den wilden Kurven auf dem Monitor, der über Messkabel mit den Probandinnen verbunden war. Fazit der Experten: Manchen Frauen passiert es nie, die meisten verschlafen das nächtliche Vergnügen, und ein paar wenige können es gar nicht erwarten, bis das Licht ausgeht.

Nicht jede ist freilich glücklich über ihre Kapazität zu »X-rated-dreaming«, wie die Amerikaner das explizit erotische Träumen in Anlehnung an die Kennzeichnung pornografischer Filme nennen. Bei vielen Frauen macht sich angesichts der pornografischen Szenen, die ihre Traumphasen begleiten, Irritation breit. Speziell wenn sie im Alltagsleben eher prüde sind, nie einen Sexshop betreten oder einen Sexfilm gesehen haben und selbst in Romanen ein paar Seiten überblättern, wenn es allzu handfest zur Sache geht.

Wo also kommen sie her, die nächtlichen Bilder von intimen Treffen mit Hollywoodstars und wilden Orgien mit völlig Fremden? Von fesselnden Spielen, lesbischer Liebe und exhibitionistischen Vorführakten? Sind es reine Ausgeburten der Phantasie? Oder unterdrückte Wünsche, bei denen uns der Mut fehlt, sie auch umzusetzen? Schickt uns das Unterbewusstsein eine Botschaft, die es zu entschlüsseln gilt? Oder sind erotische Träume nur ein Regulativ zum Tagesbewusstsein, eine Art Ventil, um Spannungen abzubauen?

Die Antwort der professionellen Traumdeuter hat sich in den vergangenen hundert Jahren diametral verändert. Denn Freuds These, dass jeder Traum einen realen Wunsch zum Vater hätte, wurde durch die moderne Traumforschung klar widerlegt.

Viele Experten halten Träume für das geistige Äquivalent zum Reinigen eines Computers von nicht länger benötigten Daten. Alles, was das Gehirn beschäftigt, wird noch einmal aufgearbeitet und anschließend entsorgt. Manche Träume sind Wünsche. Andere Ängste. Wieder andere Erinnerungen oder unterdrückte Ideen. Sie finden in der Vergangenheit statt, in der Gegenwart und in der Zukunft, ohne logischen Zusammenhang. Und sie werden vom Tagesgeschehen beeinflusst, von Büchern, Filmen und Gesprächen. So gesehen sind die nächtlichen Bilder sowohl eine Ergänzung zum Wachzustand als auch die Fortsetzung des Tagesgeschehens für ein Leben 24 Stunden »en suite«.

Im Unterschied zu Tagträumen sind die nächtlichen Bilder im Kopf allerdings völlig unmoralisch, das heißt, sie werten nicht und orientieren sich auch nicht an gelernten Normen. Unzensiert und frei von Tabus kann die Psyche während des Träumens Szenarien erfinden, die sich normalerweise der Erklärung durch den logischen Teil der Persönlichkeit entziehen. Und sich auf erotische Abenteuerreisen begeben, die auf den ersten Blick den Rahmen der Alltagsidentität zu sprengen scheinen.

Damit werden Träume – abseits ihrer Funktion als »Hausputz des Gehirns« – zur wichtigen Triebfeder für die Umsetzung neuer Impulse im realen Alltag. Wer also sein Alltagsich und sein Traumich unter einen Hut bringt, hat auch in erotischer Hinsicht das große Los gezogen. Zumindest wenn man den Aussagen mancher Traumexperten Glauben schenkt, die behaupten, dass feuchte Träume die Lust an der realen Liebe steigern – und vice versa.

Ganz von selbst passiert das freilich nicht. Nur wer sein nächtliches Kino im Kopf schamlos akzeptiert und die Erinnerung daran bewusst genießt, vergrößert nach Meinung der Oneirologen (Traumdeuter) sein erotisches Potential. Denn jede Nacht bieten Träume die Chance, unbeobachtet und ungefährdet bislang unbekannte Formen der Sexualität zu erleben, erotisches Neuland zu betreten, Gewagtes und vielleicht sogar Gefürchtetes auszuprobieren, ohne daraus Konsequenzen ziehen zu müssen. Es sei denn, die Träumerin will ihre virtuellen Grenzen sprengen und die anregenden Traumszenen bei Tageslicht nachspielen.

In diesem Fall heißt es, wie bei allen erotischen Phantasien, die eigenen Wünsche zu hinterfragen. Viele Frauen erzählen von Vergewaltigungsträumen, in denen sie ein gutaussehender Fremder wortlos »nimmt«. Real möchte das kaum eine erleben. Im Rahmen eines Rollenspiels gemeinsam mit dem vertrauten Partner kann es aber sehr reizvoll sein, sich wehrlos und ausgeliefert zu fühlen – im Wissen, dass ein Wort genügt, um das Spiel zu beenden. Auch Träume von Sex mit zwei Männern sind kein ernstzunehmender Hinweis auf eine nymphomanische Veranlagung. Sie signalisieren viel eher, dass die Träumerin mehr Anerkennung braucht, als sie derzeit bekommt – nicht nur, aber auch im Bett.

Besonders spannend ist die Möglichkeit, traumhaften Sex bewusst zu provozieren. Imagination ist das Zauberwort, das unsere Träume zum Leben erweckt. Wer sich vor dem Einschlafen auf einen bestimmten Trauminhalt konzentriert, schafft die Basis für »Träume auf Bestellung«. Denn das Gehirn ist ein dankbarer Partner, was Anregungen und Vorschläge betrifft. Je intensiver und inniger die Suggestion, desto größer die Wahrscheinlichkeit, dass die nächtliche Reise ins Reich der Sinne zum gewünschten Ort führt.

Auch körperliche Stimulation kann Wunder wirken. Denn alles, was die Sinne anspricht und der Haut schmeichelt, lockt lüsterne Träume. Ein duftendes Schaumbad vor dem Schlafengehen, das die Muskeln entspannt und den Alltagsstress vertreibt. Erotisierende Aromaöle wie Vanille, Orange oder Ambra, die als Traummagneten gelten. Oder eine Runde »Erotikyoga«. Dabei werden die Beine, auf dem Rücken liegend, wie im Lotussitz gekreuzt und drei Minuten so gehalten. Das klingt zwar mühsam, ist aber auch für ungelenke europäische Körper zu schaffen. Und glaubt man den Yogis, zieht diese Übung erotische Schlaferlebnisse geradezu magisch an, weil die gesamte Energie dabei ins Lustzentrum fließt.

Eine Stufe weiter geht die Amerikanerin Patricia Garfield, Traumexpertin und als »Mutter des kreativen Träumens« bekannt. Sie ist davon überzeugt, dass jeder Mensch bei entsprechender Übung in der Lage ist, das Traumgeschehen nach seinem Willen zu verändern. Bei solchen »luziden Träumen«, auch Klarträume genannt, ist man sich bewusst, dass man träumt – und kann daher auch die Handlungen im Traum beeinflussen.

Was nicht heißen soll, dass Sie nach einem luziden Traum tatsächlich an der Seite von George Clooney erwachen. Vielleicht aber neben einem Partner, der Ihnen im Traum gerade einen wunderbaren Höhepunkt verschafft hat. Was wiederum zu durchaus anregendem Morgensex führen kann – mit guten Chancen, den virtuellen Orgasmus auch real zu erleben.

7 Lustlegenden oder: Sind alle Frauen nymphoman?

Kein Mensch weiß, wo sie herkommen. Doch sie halten sich hartnäckig: die Gerüchte über temperamentvolle Rothaarige und leicht verführbare Blondinen, die Geschichten über frigide Frauen und unersättliche Nymphomaninnen, die Klischees über den Zusammenhang von Körbchengröße und IQ. Alles nur boshafte Unterstellungen? Oder liegt doch ein Körnchen Wahrheit in den Lustlegenden? Klar ist: Sie beeinflussen nicht nur das Verhalten der Männer uns Frauen gegenüber, sondern auch den weiblichen Blick auf unsere Geschlechtsgenossinnen. Grund genug, die zehn häufigsten Legenden einmal genauer unter die Lupe zu nehmen.

Legende eins besagt: »Großer Busen – wenig Hirn«. Auch bei vergleichsweise klugen Männern scheint die mehr oder minder mythische Vorstellung von einem reziproken Verhältnis zwischen Busen und Intelligenz einer Frau sehr lebendig zu sein. Meist genügt es, auf das männliche Gegenstück zu verweisen und um entsprechende Schlussfolgerung zu bitten. Oder die Sache aus folgender Perspektive zu sehen: Würden Männer vollbusigen Frauen nicht so tief ins Dekolleté blicken, fiele ihnen vielleicht auf, dass sie nicht nur über Kurven, sondern auch über Schlagfertigkeit, Witz und Wissen verfügen. Nun ja, vielleicht nicht gerade Pamela Anderson. Aber wenn man(n) sich auf Augenhöhe begibt, finden sich genügend Beispiele für C-Körbchen-Trägerinnen mit jeder Menge Hirn.

Legende zwei besagt: »Blondinen sind leicht zu haben.« Hier ist wohl der Wunsch Vater des Gedankens. Denn obwohl echte Blondinen rar sind (und aufgrund der Vererbungsgesetze immer rarer werden), träumen zwei Drittel aller Männer in der westlichen Welt von einer blondgelockten Monroe-Kopie-Sexgöttin, die ihr Flehen erhört. Evolutionsforscher liefern die Erklärung: Blondes Haar signalisiert Jugend und Fruchtbarkeit – und das bringt den kleinen Neandertaler im modernen Mann zum Vorschein. Darwin lässt grüßen! Was Blondinen tatsächlich von ihren rothaarigen, braunen oder schwarzen Schwestern unterscheidet, ist der vergleichsweise hohe Östrogengehalt im Blut. Der wiederum sorgt für einen »blondinentypischen« Körpergeruch, der auf die meisten Männer sehr erotisch wirkt. Vorausgesetzt, die Farbe ist naturgegeben und nicht den flinken Fingern eines Friseurs zu verdanken.

Legende drei besagt: »Rothaarige sind Wildkatzen im Bett.« In der Antike waren Feuerschöpfe die Stars der Freudenhäuser. Im Mittelalter kamen sie als Hexen an den Pranger und ins Feuer der Inquisition. Als erotisches Signal wirken rote Haare bis heute – vor allem in der »irischen« Variante mit heller Haut und grünen Augen. Amerikanische Wissenschaftler behaupten nun, einen Beleg für die Lustlegende gefunden zu haben. Sie konnten nachweisen, dass Rothaarige weniger Antistresshormone produzieren und daher leicht aufbrausend, unkonventionell, eigensinnig und durchsetzungsstark sind. Daraus aber den Rückschluss zu ziehen, dass Rotköpfe im Bett temperamentvoller seien als andere Frauen, ist zumindest gewagt. Angesichts der Tatsache, dass nur vier Prozent aller Frauen von Natur aus rothaarig sind, haben freilich ohnehin nur wenige Männer die Chance, den Wahrheitsgehalt dieser Behauptung zu testen.

Legende vier besagt: »Frigide Frauen sind Männerhasserinnen.« Auch hier machen es sich die Herren der Schöpfung ein bisschen zu leicht. Denn wenn Männer eine Frau als »frigid« bezeichnen, heißt das meist nur, dass sie entweder eine Abfuhr kassiert haben. Oder dass eine Frau es gewagt hat, klar und deutlich zu sagen, dass man(n) im Bett nicht halten könne, was er vollmundig versprochen habe. Von echter Frigidität (Geschlechtskälte) im medizinischen Sinn wird nur dann gesprochen, wenn eine Frau auch durch wiederholte und verschieden ausgeführte Selbstbefriedigung keine Lust empfindet. Die Ursachen können körperlich und/oder seelisch sein. Mit Orgasmusfähigkeit hat Frigidität nichts zu tun.

Legende fünf besagt: »In jeder Frau steckt eine Nymphomanin.« Die alten Griechen liebten ihre lustvollen Naturgöttinnen und nannten sie Nymphen. Je verklemmter die Zeiten, desto negativer wurde der Begriff belegt, bis schließlich die Nymphomanin als Schreckensbild einer sexuell unersättlichen Frau übrig blieb. Paradoxerweise wurde zur selben Zeit den Frauen in Europa die Fähigkeit zum Erleben sexueller Lust abgesprochen. Männerlogik? Wohl eher die Angst des Patriarchats vor starken Frauen. Echte Nymphomanie ist allerdings so selten wie Frigidität. Sie gilt – wie Magersucht oder Bulimie – als zwanghafte Störung und braucht wie Sexsucht bei Männern therapeutische Behandlung.

Legende sechs besagt: »Frauen haben Sex, um reden zu können.« Während Männer, wie der Volksmund zu wissen glaubt, »reden, um Sex zu bekommen«. Pointiert formuliert, aber im Kern durchaus zutreffend. Natürlich gibt es genügend Frauen, die Sex als »l'art pour l'art« genießen, ganz ohne Bedürfnis nach weiterführender Konversation. Für viele Frauen geht es beim Sex aber nicht nur um körperliche Befriedigung, sondern vor allem um die Herstellung von Nähe und Intimität. Das spiegelt sich auch in den unterschiedlichen Kommunikationsstilen: Männer reden, um Probleme zu lösen oder Informationen weiterzugeben, Frauen reden, um Beziehungen zu stärken, verstanden und akzeptiert zu werden. Nicht nur, aber auch im Bett.

Legende sieben besagt: »An fruchtbaren Tagen sind Frauen wild auf Sex.« Ob sie wirklich wild darauf sind, sei dahingestellt. Studien belegen allerdings, dass viele Frauen rund um den Eisprung tatsächlich mehr Lust auf körperliche Vereinigung mit ihrem Partner haben als beispielsweise an den Tagen kurz vor Regelbeginn. Offenbar erhöht Mutter Natur auf diese Weise die Chance auf eine Schwangerschaft. Was die Männer wohl weniger gerne hören werden: In Umfragen berichten Frauen, dass sie während ihrer fruchtbaren Tage unverhältnismäßig oft von einem Seitensprung träumen. Nur träumen? Laut einer britischen Studie, die 2005 in der *Ärztezeitung* veröffentlicht wurde, liegt die offizielle Kuckuckskinder-Rate in Europa bei knapp vier Prozent – die Dunkelziffer wird dreimal höher geschätzt.

Legende acht besagt: »Frauen haben einen speziellen Liebesmuskel.« Den haben sie tatsächlich – doch Männer haben ihn auch. Er hört auf den unaussprechlichen Namen Musculus pubococcygeus (PC-Muskel) und liegt im Beckenboden zwischen Schambein und Anus. Regelmäßiges Training dieses Muskels hilft Männern, die Ejakulation bewusst zu verzögern, und verbessert bei Frauen die Orgasmusfähigkeit beziehungsweise verstärkt ihr sexuelles Empfinden. Vaginale Kunststücke wie das Einsaugen und Ausspucken kleiner Bälle bleiben allerdings den Go-go-Ladies im Rotlichtmilieu vorbehalten.

Legende neun besagt: »Nur Tussis tragen Miniröcke und High Heels.« Vermutlich ein Vorurteil, das eher von Frauen in die Welt gesetzt wurde als von Männern. Was aber noch kein Indiz für seinen Wahrheitsgehalt ist. Denn aller feministischen Doktrin zum Trotz machen schöne Dessous und ein Outfit mit Sexappeal eine Frau nicht automatisch zum Lustobjekt für sexistische Muskelmänner. Kleine, feine Slips, samtige Strümpfe, seidige Hemdchen und Stöckelschuhe aus feinstem Leder sind vielmehr Geschenke an die innere Venus. Und damit Streicheleinheiten für das weibliche Selbstbewusstsein. Denn der Straps unterm Kleid fühlt sich auch ohne begehrliche Männerblicke gut an.

Legende zehn besagt: »Frauen wollen Softies am Herd – aber Machos im Bett.« Unter der Voraussetzung, dass sich hinter dem Macho ein exzellenter Liebhaber verbirgt, mag das sogar zutreffen. Was Frauen aber sicher nicht wollen, ist ein hemmungsloser Egozentriker. Der flirtet zwar gekonnt und mit viel Charme, doch sobald er sich in der Horizontalen befindet, dreht sich alles – erraten! – nur noch um sein Vergnügen. Ein Ausweg wäre, das Wort Macho neu zu buchstabieren: männlich, aufmerksam, charismatisch, humorvoll und attraktiv. Dann würde sich die Zahl der Macholiebhaberinnen vermutlich explosionsartig vergrößern.

8
Regeltage oder:
Was tun, wenn Tante Rosa kommt?

Rund fünfhundert Mal heißt es im Leben jeder Frau: Regelzeit! Je nach Länge der monatlichen Blutung summiert sich das im Lauf der Jahre auf über zweitausend Tage. Rund sechs Jahre also, die – oft unter Schmerzen – erlitten werden. Oder sechs Jahre, die frau dazu nutzen kann, ihrem Körper und sich selbst näherzukommen und die Menstruation als Quelle ihrer weiblichen Kraft zu entdecken.

Was gar nicht so einfach ist angesichts der Tatsache, dass die Regel, vor allem aber das dabei fließende Blut auch im 21. Jahrhundert versteckt und tabuisiert wird. Warum sonst sollte in jeder Fernsehwerbung, die Binden oder Tampons bewirbt, blaue Flüssigkeit zum Einsatz kommen statt jener Farbe, die der Realität entspricht? Und warum gibt es – aller Aufklärung zum Trotz – dermaßen viele Umschreibungen für die natürlichste Sache der Welt?

In Amerika sind die Frauen einmal im Monat »on the rag« – auf dem roten Teppich, in England gelten sie als »out of thoughts« – nicht recht bei Trost, in Deutschland zahlt man den »monatlichen Zoll« oder erlebt die »Rosenblüte«, und im Alpenland kommt »die Tante Rosa zu Besuch«, oder wir haben – auf gut Österreichisch – »die G'schicht«. In anderen Kulturen ist die monatliche Blutung sogar ein Kainsmal: »böses Blut« und »rote Hölle« wird sie genannt, »Frauenpein« und »Frauenfluch«.

Wie im Mittelalter ist auch heute noch in manchen Ländern nicht nur Geschlechtsverkehr während der Regel verboten, sondern auch das Essen bestimmter Speisen, das Berühren heiliger Objekte oder das Betreten von Tempeln und Kirchen. In vielen afrikanischen und asiatischen Dörfern dürfen menstruierende Frauen kein Wasser holen. Und selbst in Europa geistert mancherorts noch die Vorstellung vom Menstrualgift herum, das Blumen zum Welken bringt und die Milch sauer werden lässt.

Dass Mitarbeiterinnen von ihrem Arbeitsplatz in einem deutschen Fotolabor versetzt wurden, weil ihr »giftiger Menstruationsschweiß« angeblich Flecken auf den Bildern verursachte, erscheint undenkbar – ist aber noch in den sechziger Jahren des vorigen Jahrhunderts passiert.

Auch heute stehen viele berufstätige Frauen unter dem Druck, immer und überall funktionieren zu müssen. Statt im

Rhythmus der Hormone »zyklisch« zu leben, werden die Regeltage deshalb verschämt verschwiegen und Menstruationsbeschwerden mittels Chemie in den Griff gebracht. Denn in der modernen Arbeitswelt gilt es als Eingeständnis von Schwäche, wenn eine Frau in dieser Zeit Verständnis und Rücksichtnahme fordert. Und das, obwohl nur zwei von zehn Frauen problemlos durch die Menstruationstage kommen.

Für die anderen acht wird die Regel zum monatlichen K(r)ampf. PMS, das prämenstruelle Syndrom, setzt bei manchen schon zehn Tage vor Beginn der Menstruation ein. Für viele andere beginnt das Problem mit dem Start der Blutung. Rund zehn Prozent leiden dann an so starken Beschwerden, dass sie im Arbeitsalltag deutlich beeinträchtigt sind.

Der Griff zur Schmerztablette ist während der Menstruation daher für viele Frauen so alltäglich wie der Griff zu Binde und Tampon. Ein paar Pillen genügen, um die Körpersignale auszublenden und die Belästigung durch den Blutfluss auf ein Minimum zu reduzieren.

Es gibt freilich auch einen anderen Zugang – jenen der »weiblichen Weisheit«, dem der archaische Glaube zugrunde liegt, dass die Menstruation heilig sei und das Blut ein Symbol und ein Sinnbild für Leben und Tod, für Veränderungen und Übergänge.

Was nicht heißt, dass Frauen mit einer positiven Einstellung zur Menstruation keine Beschwerden psychischer oder körperlicher Art hätten. Wer sich allerdings mit den Veränderungen auseinandersetzt – seien es nun Stimmungsschwankungen oder Heißhungerattacken, Spannungsgefühle in den Brüsten oder Krämpfe im Bauchbereich –, kann die Symptome auch als wichtige Botschaft über die eigenen Bedürfnisse im Hinblick auf das Frausein begreifen.

Frauen, die in sich hineinspüren, erleben ihre Regel oft als »kleine Geburt«. Bevor sie einsetzt, fühlen sie sich voll und aufgeschwemmt, unwohl und unruhig. Wenn die Blutung schließlich eintritt, fühlen sie sich wie neugeboren, werden ruhig und kommen sich selbst sehr nah.

Wer einmal akzeptiert, dass sein Körper – wie die Natur – bestimmten Rhythmen unterliegt, dem fällt es auch leichter, im Einklang damit zu leben und die Macht des Zyklus zu nutzen. Sich also Ruhe zu gönnen, wenn der Körper ein Ruhebedürfnis signalisiert, oder das Energiepotential voll auszuschöpfen, wenn das Gefühl dominiert, Bäume ausreißen zu können.

Für die Regeltage heißt das, ganz besonders darauf zu achten, was, mit wem, von wem und wie man etwas will. Manche Frauen möchten einfach ihre Ruhe haben und allein sein, manche fühlen sich im Kreis anderer Frauen am wohlsten. Viele genießen es, von ihrem Partner verwöhnt und gehätschelt zu werden. Und viele haben gerade in den Regeltagen besonders viel Lust auf Sex.

Was oft fehlt, ist der Mut, das auch offen zu kommunizieren. Schließlich ist das Thema mit jeder Menge Mythen, Märchen und Vorurteilen belegt. Jahrhundertelang wurde behauptet, Geschlechtsverkehr während der Menstruation sei gefährlich, weil der Weg zur Gebärmutter freiliege und der Eintritt von Bakterien zu einer Infektion führen könne. Heute weiß man, dass die Gefahr weder größer noch kleiner ist als sonst. »Periodischer Sex«, den eine Frau genießt, kann sogar die Durchblutung und damit die Entspannung des Unterleibs fördern, ist also rein medizinisch gesehen sogar positiv.

Das ungute Gefühl bleibt trotzdem. Das Blut. Der Geruch. Die Schweinerei auf dem Laken. Die Angst, dass der Partner irritiert sein könnte, schlimmer noch, sich vielleicht sogar graust vor den sichtbaren Spuren der Weiblichkeit. Und die Angst, sich selbst als unappetitlich zu erleben. Steckt doch in (fast) jeder Frau die (fast) unausrottbare Sorge, »da unten« nicht so rein und keimfrei zu sein wie die sterilen Damen in der Tamponwerbung.

Die amerikanische Feministin Germaine Greer hat das Problem schon in den siebziger Jahren ziemlich provokant auf den Punkt gebracht: »Wenn du glaubst, du seist emanzipiert, so stell dir mal vor, dein Menstruationsblut zu kosten – wird dir schlecht, hast du noch 'nen langen Weg vor dir, Baby!«

Für einen Skandal sorgte auch Erika Jongs 1984 erschienener Roman *Fallschirme und Küsse*. Erfreut sich der Liebhaber ihrer Heldin Isadora doch am Duft und Geschmack eines Tampons, den er mit den Zähnen aus der Vagina seiner Geliebten zieht.

Eher Amüsement denn Entrüstung zog zehn Jahre später das Geständnis des Prinzen von Wales nach sich, dass er am liebsten Camillas Tampon wäre, um ihr möglichst nahe zu sein. Was daran liegen könnte, dass weder Prinz Charles noch seine mittlerweile Angetraute mit besonderem Sexappeal gesegnet sind – oder daran, dass sich niemand den britischen Royal im Höschen des »Rottweilers« vorstellen mag.

Letztendlich dürften wohl die wenigsten Männer wirklich von einem Zweitleben als Tampon träumen. Mit Regelsex scheinen die meisten dagegen kein Problem zu haben. »Ein guter Seemann sticht auch ins Rote Meer«, heißt es im Volksmund, und von den Damen des horizontalen Gewerbes ist zu erfahren, dass es echte Fans der sogenannten Red-Day-Games gibt.

Im Normalfall ziehen es allerdings beide Beteiligten vor, wenn die intime Begegnung nicht allzu blutig verläuft. Dafür sorgt unter anderem das »Soft Tampon« – eine Art Schwämmchen aus giftfreiem Material mit hohem Absorptionsvermögen, das tief in die Vagina eingeführt wird. Speziell für den Intimverkehr während der Regel entwickelt, ist es für den Partner kaum spürbar.

Einziger Nachteil: Da es kein Rückholfädchen gibt, darf eine Frau keine Berührungsängste haben, was ihren eigenen Körper betrifft. Und keine Angst davor, das Tabuthema Regelsex aufs Tapet zu bringen. Denn nur in einem offenen Gespräch lässt sich klären, wie viel Nähe man(n) sind wünscht – und wie viel Intimität frau in dieser Zeit zulassen kann.

Familienplanung oder: Liebe ohne Folgen

Mit der Verhütung ist es ein bisschen wie mit den Männern. Es dauert, bis man den richtigen Typ gefunden hat. Dann muss man sich daran gewöhnen. Und wenn es doch nicht funktioniert, beginnt die Suche wieder ganz von vorn.

Eine weitere Gemeinsamkeit: Es gibt keinen hundertprozentig perfekten, immer verständnisvollen und allzeit bereiten Partner. Und es gibt kein hundertprozentig sicheres, natürliches und nebenwirkungsfreies Verhütungsmittel. Doch im Vergleich zu den meist ineffizienten, dafür umso lebensgefährlicheren Methoden, die Frauen in den vergangenen Jahrhunderten praktizierten, sind Pille, Spirale & Co. pures Vergnügen.

Es dauerte zwar eine ganze Weile, bis den Urmenschen aufging, dass nicht der Mond, sondern ihr Liebesleben für Nachwuchs sorgte. Doch sobald die Zusammenhänge klar waren, suchte man nach Möglichkeiten, um das Unvermeidliche zu vermeiden – und wurde fündig: Das Spektrum an kuriosen Rezepten reichte von Spinnencocktails und Wurzelsäften über Kamelspeichel und Zauberamulette bis zu Ginsengpessaren und Salztampons.

Zu den fleißigsten Verhüterinnen der Geschichte zählten die alten Ägypterinnen, allen voran Kleopatra, die als Meisterin im Umgang mit Spermiziden galt. Aus Krokodilmist und Honig hergestellt, funktionierte die eigenwillige Schutzschicht wie moderne Schaumzäpfchen auf einem alkalischen Prinzip, das selbst die kräftigsten Spermien in Blindgänger verwandelte.

Auch in Rom verließ man sich bei der Geburtenplanung lieber nicht auf den Willen der Götter: Während der Dichter und Philosoph Lucretius ein wildes Liebesspiel empfahl, das die Empfängnis verhindern sollte, entwickelte der angesehene, aus Griechenland stammende Arzt Soranos von Ephesos mehr als zwanzig mechanische Verhütungsmittel – unter anderem aus Kautschuk, Natron, Ginseng und Feigen.

Den Naturvölkern mangelte es ebenfalls nicht an Einfallsreichtum. Auf den Fidschiinseln tranken die Frauen nach jeder Liebesnacht einen Verhütungscocktail aus Wurzeln und Blättern – und erfanden damit den Vorgänger der »Pille danach«. In Ozeanien mischten unverheiratete Jungfrauen für ihre Geschlechtsgenossinnen Wundertränke aus Spinneneiern und Schlangenhäuten.

In Europa verließ man sich lange Zeit auf das Wissen weiser Frauen, die Efeu und Mönchspfeffer, Spitzwegerich und Majoran zu empfängnisverhütenden Elixieren verarbeiteten. Eine ungewöhnliche Verhütungsmethode wird Casanova zugeschrieben. Er soll sich der Schale einer halben Zitrone bedient haben, die er jedoch nicht über sein bestes Stück, sondern über den Muttermund der jeweiligen Geliebten stülpte – was ihn in den

Annalen nicht nur zu einem der größten Liebhaber, sondern auch zum Erfinder des Pessars macht.

Verglichen mit all dem, leben wir heute in paradiesischen Zeiten. Und können nicht nur Sex ohne Folgen genießen, sondern auch mit der Wahl des Verhütungsmittels direkten Einfluss auf Lust und Libido nehmen. Denn das »Wohlgefühl« beim Sex hängt nicht zuletzt davon ab, wie angenehm oder unangenehm sich die Verhütung gestaltet. Und wie sicher das Verhütungsmittel ist.

Nicht jede Frau hat Geduld und Nerven genug für tägliche Temperaturmessungen und Zervixschleimbeobachtungen, wie sie beispielsweise die Symptothermale Methode vorschreibt. Wer allerdings weder zu chemischen oder mechanischen Methoden greifen will, fühlt sich mit dieser Form der natürlichen Familienplanung vermutlich trotz des Aufwandes wohl. Ähnliches gilt für den Einsatz von spermientötenden Substanzen. Viele Frauen empfinden das Auslaufen von Schaum oder Gel aus der Scheide als unangenehm und libidosenkend. Für andere zählt vor allem das Argument der schnellen Verfügbarkeit.

So gesehen haben alle Verhütungsmittel Vor- und Nachteile, die jede Frau nur individuell und entsprechend der eigenen Lebensplanung abwägen kann. Wer eine maßgeschneiderte Verhütungsmethode finden will, die Sex zu einem lustvollen Erlebnis und nicht zu einem ständigen Vabanquespiel werden lässt, muss sich daher ein paar Fragen stellen – und Prioritäten setzen. Bin ich eher der Typ für Hightech-Methoden, oder bevorzuge ich natürliche Familienplanung? Will ich allein über meinen Körper entscheiden, oder soll mein Partner zumindest die Verantwortung mit mir teilen? Möchte ich nur verhüten, wenn ich Sex habe – oder »allzeit bereit« sein? Und wie sieht es aus, wenn trotz aller Vorsicht etwas schiefgeht: Würde ein Kind meine Lebensplanung völlig durcheinander bringen, oder ließe es sich relativ problemlos integrieren?

Dass Frauen heutzutage die Möglichkeit haben, Sex von Fortpflanzung zu trennen und ungewollte Schwangerschaften mit fast hundertprozentiger Sicherheit zu vermeiden, verdanken wir dem Biochemiker Carl Djerassi. Am 15. Oktober 1951 gelang dem »Vater der Pille« die Synthese des Hormons Gestagen. Damit legte er die Basis für das erste zuverlässige, oral wirksame Empfängnisverhütungsmittel der Welt. Und bot Frauen zum ersten Mal in der Geschichte die Möglichkeit, frei und autonom zu entscheiden, ob, wann und von wem sie schwanger werden wollten.

Neun Jahre dauerte es, bis aus der Utopie von der »Liebe ohne Folgen« Realität wurde. Dann kam der Ovulationshemmer auf den Markt. Während die Pille das Liebesleben der AmerikanerInnen binnen kürzester Zeit revolutionierte, blieb der erwartete Erfolg im deutschsprachigen Raum allerdings aus.

Es war vor allem die brutale Bezeichnung »Antibabypille«, die selbst interessierte Frauen abschreckte. In allen anderen Ländern hieß die Pille einfach »Pille«. Nur in Deutschland und Österreich machte das herrschende Patriarchat in trauter Zweisamkeit mit der Kirche aus »pro Baby«, wie Djerassi und seine Mitstreiter die pillengesteuerte Reproduktion im Sinne von geplanten und erwünschten Kindern definierten, ein »anti Baby«. Dementsprechend gering waren die Verkaufszahlen: Drei Jahre nach ihrer Einführung setzten gerade einmal 1,7 Prozent der Frauen zwischen Wien und Berlin auf die Pille als Verhütungsmittel.

Erst die Studentenbewegung brachte den offiziellen Durchbruch. Die Achtundsechziger stellten die Sexualmoral der fünfziger Jahre auf den Kopf und schrieben die freie Liebe auf ihre

Fahnen. Die Pille war für sie ein Zaubermittel, das die Lust an der Liebe und das (bislang fast unvermeidliche) Kinderkriegen endlich entkoppelte. Und damit weibliche Selbstbestimmung in einer Zeit ermöglichte, in der Abtreibungen verboten waren, Kondome verpönt und alleinerziehende Mütter gesellschaftlich geächtet. Hunderttausende Frauen gingen daher Ende der sechziger Jahre auf die Straße und forderten die Freigabe der Pille ebenso wie die Abschaffung des Abtreibungsparagraphen 218.

Zunächst mit (scheinbarem) Erfolg. Doch das Imperium schlug prompt zurück. 1968 verbot Papst Paul VI. den Katholikinnen die Pilleneinnahme mit der Begründung, dass »dem ehelichen Akt eine von Gott bestimmte unlösbare Verknüpfung der beiden Sinngehalte – liebende Vereinigung und Fortpflanzung – innewohnt«.

Die Mehrheit der Frauen dachte allerdings nicht daran, sich die Pille wieder ausreden zu lassen. Auch wenn sie damit den Männern einen perfekten Vorwand lieferten, sich ihrer Verantwortung in Sachen Empfängnisverhütung zu entziehen.

Es gab – und gibt – zwar Nachteile, die mit der Pilleneinnahme auftreten können. So vermuten Wissenschaftler, dass die Partnerwahl anders ausfällt, wenn Frauen täglich Hormone schlucken. Letztendlich waren aber nicht nur die Vorteile und Annehmlichkeiten dieser Form der Empfängnisverhütung zu groß, sondern auch die erotischen Freiheiten, die sie den Frauen gewährte.

Daran hat sich bis heute nichts geändert. Die Pille rangiert unangefochten auf Platz eins der weltweiten Verhütungsmittel-Statistik und gehört zu den am besten und intensivst erforschten Arzneimitteln der Welt. Kurz vor dem Millennium hat übrigens auch Japan mit fünfzigjähriger Verspätung die Pille als

Alternative zum gängigen Kondom und zur gesellschaftlich akzeptierten Abtreibung offiziell zugelassen. Der skurrile Grund, über den man eigentlich lachen müsste, wenn er nicht so frauenfeindlich wäre: Japans Männer forderten – und bekamen – freien Zugang zum damals noch nicht vollständig erforschten Potenzmittel Viagra. Und da schien es selbst den vorwiegend männlichen Regierungsmitgliedern im Land der aufgehenden Sonne nicht länger akzeptabel, den Japanerinnen die Pille mit dem Argument vorzuenthalten, sie sei (nach fünf Jahrzehnten) noch nicht ausreichend geprüft.

10 *Wechseljahre oder: Geht die Libido in Rente?*

Für jede Lebensphase gibt es eine Art Zauberwort. Für die Zeit des Wechsels heißt es »Abschied nehmen und loslassen«. Abschied nehmen von der körperlichen Fruchtbarkeit, von der Fähigkeit, Kindern das Leben zu schenken. Abschied nehmen von der Energie, die im Regelzyklus stecken kann. Aber auch Abschied nehmen von der Angst, ungewollt schwanger zu werden und dann vor der unwiderruflichen Entscheidung für oder gegen ein Kind zu stehen.

Gleichzeitig gibt es jede Menge Aspekte, für die der Wechsel definitiv *nicht* steht: Er ist *kein* Abschied vom Frausein, *kein* Abschied von der Lust am Leben und ganz bestimmt *kein* Abschied von der Sexualität. Denn das hieße angesichts einer durchschnittlichen Lebenserwartung von über achtzig Jahren, dass frau die Hälfte davon als eine Art Neutrum verbringt.

Tatsächlich ist das Klimakterium der Aufstieg in die Liga der »reifen« Frauen. Alt genug, um den Konkurrenzzwängen und dem Jugendwahn zu entgehen. Jung genug, um noch all das zu tun und zu genießen, was das Leben lebenswert macht – Liebe, Lust und Leidenschaft inklusive.

So gesehen bestimmt jede Frau selbst, ob sie sich durch die Menopause in ihrer Weiblichkeit beeinträchtigt fühlt – oder die Wechseljahre als eine Art Befreiung erlebt. Denn die dritte und letzte Phase im Rhythmus der Hormone ist der Auftakt zu einer körperlichen, geistigen und seelischen (Ver-)Wandlung, die Frauen eine Chance auf Neuorientierung – und Neuanfang – bietet. Das Spannende daran: Je positiver die Veränderungen erlebt werden, desto geringer sind die typischen Symptome und Beschwerden der Wechseljahre.

Erstaunlicherweise ist das Klimakterium noch immer ein großer weißer Fleck auf der ansonsten lückenlos belegten Landkarte der weiblichen Reifestadien. Die – meist männlichen – Experten können sich noch nicht einmal darüber einigen, ob sie die Wechseljahre als natürliche Lebensphase definieren sollen oder als behandlungsbedürftigen Krisenfall.

»Wechseljahre sind eine Krankheit und nicht natürlich. Sie sind von Menschenhand geschaffen. Frauen wurden um 1897 nur um die 38 Jahre alt. Eine Hormonersatzbehandlung bedeutet daher eine Zurückversetzung der Frau in ihren ›Naturzustand‹.«

Nein, Sie haben sich nicht verlesen! Und würde dieser Satz aus einem Medizinbuch des vor-vorigen Jahrhunderts stammen – Schwamm drüber. Doch er stammt aus der Presseerklärung eines deutschen Berufsverbandes von Gynäkologen aus dem Jahr 2002. Und ist zwar drastisch formuliert – aber deshalb noch lange keine Einzelmeinung. »Abschied von der Weiblichkeit?« betitelte eine Fachzeitschrift kurz vor dem Millennium einen Bericht über die Jahrestagung der »Europäischen Menopause-Gesellschaft«. Und obwohl die Hormontherapie schon längst nicht mehr als Wunderwaffe und Jungbrunnen gilt, verdient die Pharmaindustrie Milliarden mit Medikamenten, die alles, was die Wechseljahre mit sich bringen können, so schnell wie möglich ausmerzen – von Schweißausbrüchen über Lustverlust bis hin zu Depressionen.

Kein Wunder also, dass die meisten Frauen in Mitteleuropa und den USA dem Klimakterium mit sehr gemischten Gefühlen entgegensehen. Zumal auch das gesellschaftliche Image nicht schlechter sein könnte. Hysterisch sollen sie sein, die Weiber in den Wechseljahren, launisch und zänkisch, unberechenbar und unzuverlässig. Statt glatter Haut gibt's jede Menge Falten. Statt guter Laune ein Leben am Rand des Nervenzusammenbruchs. Und heiß wird ihnen nicht mehr beim Sex, sondern nur noch bei Hitzewallungen.

Keine wirklich reizvollen Aussichten. Und wenig Anlass, sich auf die reifen Zeiten zu freuen. Doch was ist dran an all den miesepetrigen Vorhersagen und böswilligen Unterstellungen? Wie schrecklich sind die Wechseljahre wirklich? Und welche Auswirkung hat das Ende der Fruchtbarkeit auf die Lust an der Liebe – und dem Vergnügen an leidenschaftlichem Sex?

Fakt ist: Die Wechseljahre sind eine Phase der Veränderung. Die Hormone orientieren und mischen sich neu. Das beeinflusst nicht zuletzt die hormonell gesteuerten Emotionen – und die Libido. Fakt ist auch: Jede Veränderung hat ihren Preis – sei er nun körperlich oder seelisch. Wo eine Lebensphase abgeschlossen und eine neue begonnen wird, herrscht Verwirrung. Und die Qual der Wahl. Last, but not least steht fest: In Ländern, in denen das Klimakterium nicht als Maßstab für »Weiblichkeit«

gilt, leiden Frauen viel seltener unter den klassischen Wechselbeschwerden als in den westlichen Industrienationen, wo das
Ende ihrer Gebärfähigkeit und der Verlust ihrer jugendlichen
Attraktivität bei vielen Frauen Hand in Hand gehen mit massiven Selbstzweifeln und der Ablehnung des eigenen Körpers.

Was selten thematisiert wird – von männlichen Gynäkologen
ebenso wenig wie von den gängigen Frauenzeitschriften –, ist
die Tatsache, dass die Wechseljahre viele Frauen »männlicher«
machen. Im besten Sinn des Wortes, wohlgemerkt! Das Hormon
Östrogen sorgt nämlich unter anderem dafür, dass Frauen während ihrer fruchtbaren Phase, also zwischen erster Regelblu-
tung und Menopause, zugunsten von Mann und Kindern auf
viele Freiheiten verzichten und sich klaglos in den Dienst der
Familie stellen. Sobald sich der Hormoncocktail neu mischt und
der Östrogenspiegel sinkt, kann ein anderes Hormon aus dem
übermächtigen Schatten des Östrogens treten: Testosteron – das
Männlichkeitshormon.

Nicht jede Frau erlebt im Wechsel ein »Testosteronhoch«.
Und nicht jede, die es erlebt, fühlt sich wohl damit. Doch viele
genießen die Wirkung der Androgene: Sie erhöhen den Akti-
vitätslevel und die Bereitschaft, um das zu kämpfen, was wichtig erscheint. Sie sorgen für einen gesunden Egoismus und den
Mut, sich selbst an erste Stelle zu setzen. Und sie erhöhen die
Sensitivität der erogenen Zonen und steigern die sexuelle Erregung.

Sinkt der Testosteronspiegel, sinkt meist auch die Libido. In
Kombination mit der geringeren Östrogenausschüttung kann das
unangenehme Folgen haben: Scheidentrockenheit, die Schmerzen beim Geschlechtsverkehr verursacht, aber auch eine Reduk-
tion der sexuellen Empfindsamkeit.

Gegen die körperlichen Symptome helfen Gleitcremes oder

spezielle Hormoncremes. Und regelmäßiger Sex. Untersuchungen zeigen nämlich, dass Frauen kaum Probleme mit einer trockenen Scheide haben, wenn sie wenigstens ein Mal pro Woche sexuell aktiv sind (egal ob allein oder zu zweit) – und ihr Liebesleben als zufriedenstellend betrachten.

Gegen den Libidoverlust hilft ein entspannter Zugang zum Thema Lust. Denn das wichtigste Sexualorgan ist und bleibt unser Gehirn. Und wenn dort Tabus herrschen, was den eigenen Körper im Speziellen oder Sex im Alter generell betrifft, kann auch die beste Gleitcreme keine leidenschaftlichen Momente garantieren.

Vielleicht ist der Lust-Mangel aber auch gar kein Verlust, sondern bloß das Eingeständnis, dass Sex in dieser neuen Lebensphase nicht mehr im Mittelpunkt stehen muss. Weil frau sich neu definieren will. Weil jahrelange Zwänge plötzlich wegfallen. Oder weil man endlich alt – und reif – genug ist, um sich dem Leistungsdruck in Sachen Sex nicht mehr zu beugen, der so vielen jungen Frauen den Spaß im Bett verdirbt.

Enthusiasmus ist trotzdem nicht angebracht. Wohl aber Neugier auf – und Respekt vor dieser wechselhaften Lebensphase. Denn klarerweise haben auch Frauen, die das Klimakterium als Chance zu positiver Veränderung begreifen, mit den typischen Wechselsymptomen zu kämpfen. Aber es macht einen gewaltigen Unterschied, ob man sich bewusst und selbstbestimmt aller Mittel bedient, die es gibt, um Beschwerden zu lindern – oder ob man verzweifelt versucht, mit chemischer Hilfe einen Status quo zu (er)halten, der von Natur aus so nicht vorgesehen ist.

Wer weiterkommen will, darf sich daher nicht allein auf Arzt oder Apotheker verlassen. Sondern muss sich selbst befragen und in sich hineinhören. So manche Frau merkt dann, dass sie eigentlich keine Medikamente braucht, um sich besser zu fühlen, sondern nur genug Selbstachtung, um ihren Wert nicht länger an ihrem Hormonspiegel festzumachen.

Was umso leichter fällt angesichts der Tatsache, dass Frauen in den Wechseljahren demnächst ein Fünftel der gesamten Bevölkerung stellen werden – und damit ein »Kraftpotential«, das jeder einzelnen Frau den Rücken stärkt.

Seine Lust

II Größenordnung oder: Das beste Stück am Mann

Von Sigmund Freud stammt die Behauptung, dass schon kleine Mädchen Penisneid empfänden und nichts lieber zwischen den Beinen hätten als dieses Symbol der Eroberung und Unterwerfung. Offenbar hatte der Vater der Psychoanalyse zu viele Damen der besseren Gesellschaft auf seiner berühmt-berüchtigten Couch liegen und zu wenige seiner Geschlechtsgenossen. Sonst hätte ihm irgendwann einmal auffallen müssen, dass nicht die Frauen den Männern ihr Lustorgan neiden, sondern Männer einander. Immer vorausgesetzt, das des »Anderen« ist länger, dicker, eindrucksvoller oder in sonst einer Form vermeintlich attraktiver als das eigene.

Die Frage, ob ER wohl groß genug sei, scheint Männer ab den ersten vorsichtigen Vergleichsstudien im Kindergarten nachhaltig zu beschäftigen. Zu einem befriedigenden Ergebnis kommen dabei die wenigsten. Denn es gibt immer einen Konkurrenten, der mehr zu bieten hat. Und im Vergleich zu männlichen Wunschvorstellungen zieht ohnehin (fast) jeder real existierende Penis im wahrsten Sinn des Wortes den Kürzeren.

Ein Blick in die Statistik hilft, die Relationen zwischen Traum und Wirklichkeit wiederherzustellen. Korrekt vermessen (vom Penisschaft an der Bauchseite entlang der Krümmung bis zur Eichelspitze), bringt es der Durchschnittspenis eines weißen

Europäers im schlaffen Zustand auf etwas über sieben Zentimeter, in erigiertem Zustand auf knapp 15 Zentimeter. Der Umfang variiert je nach Erregungszustand zwischen 7,6 und knappen elf Zentimetern, der Durchmesser zwischen 3,1 und 4,1 Zentimetern. Wer sich die Mühe machen will, auch noch das Volumen zu berechnen, bekommt ebenfalls Durchschnittsdaten geliefert: 65 Kubikzentimeter in absoluten Ruhephasen, 213 Kubikzentimeter in Zeiten größter Erregung.

Extreme gibt es natürlich in beiden Richtungen. Bleibt man(n) auch in voll erigiertem Zustand unter zwei Zentimeter Länge, ist der Begriff Mikropenis angebracht. Die längste medizinisch registrierte Erektion ist mit 34,3 Zentimetern in den Annalen der Sexualmediziner vermerkt. Der Pornodarsteller mit dem bezeichnenden nom de guerre »Long Dong Silver« soll seine 48,3 Zentimeter sogar in elegante Knotenform gebracht haben. Besonders vergnüglich dürfte ein Dreh mit ihm für die solchermaßen beglückte Dame allerdings nicht gewesen sein. »Des Guten zu viel«, wäre da wohl das passende Bonmot.

Dass unzählige Männer trotzdem von einer Penisverlängerung auf Pornostarformat träumen, zeigen die Zugriffsdaten auf einschlägige Websites. Eine Goldgrube für Chirurgen, die ihren Klienten eine große Zukunft versprechen. Eine Fallgrube für all jene, deren Kleiner sich partout einer zwangsweisen Optimierung widersetzt. Denn Manipulationen am männlichen Zentralorgan sind eine risikoträchtige Angelegenheit.

Das Durchtrennen der Bänder, die den Penis mit dem Schambein verbinden, bringt zwar ein optisches Plus von zwei bis drei, in seltenen Fällen auch bis zu fünf Zentimetern. Maximal, wohlgemerkt, und das in entspanntem Zustand, denn die Erektionslänge vergrößert sich nach einer Operation nur unerheblich. Fettimplantate und Hauttransplantate können für etwas mehr Umfang sorgen. Geht der Eingriff allerdings schief – und das passiert weit öfter, als Männer sich das auszumalen wagen, – reichen die Folgen von bleibender Gefühlsverminderung bis zur dauerhaften Impotenz. Für manche, die sich zu kurz gekommen glauben, fangen die Probleme daher nach einer Penisverlängerung erst so richtig an.

Wenn die Hüllen fallen, hat freilich niemand ein Maßband zur Hand. Dann geht es vielmehr um ein physikalisches Phänomen. Das Faszinierendste am männlichen Lustorgan ist schließlich die Tatsache, dass es die Gesetze der Schwerkraft überwinden und dabei Form und Aussehen dramatisch verändern kann. Vor allem die auf den ersten Blick eher kompakten Glieder können im Erregungszustand auf doppelte bis dreifache Größe anschwellen und erfreuen so nicht nur das Herz ihrer Träger. Wer sich dafür den schauderhaften Namen Blutpenis ausgedacht hat, mag über medizinisches Wissen verfügt haben – besonderes Einfühlungsvermögen war definitiv nicht seine Stärke. Kein Wunder also, dass auch die Bezeichnung für Typ zwei wie Metzgerlatein klingt. Fleischpenis nämlich – so benannt, weil er zwar dank üppiger Masse schon im Ruhezustand als Blickfang dient, aber mit keinem spektakulären Überraschungseffekt aufwarten kann, wenn es zur Sache geht.

Der Penis allein macht allerdings aus einem Mann noch keinen Mann. Um echt zu sein, braucht ein solcher »Cojones«. Und das nicht nur in klassischen Westernfilmen. Immerhin werden neunzig Prozent des Sexualhormons Testosteron in den Hoden gebildet. Die beiden »Anhängsel« als Sitz der Männlichkeit? Oder zumindest der maskulinen Ehre? Unsere biblischen Vorfahren scheinen dieser Ansicht gewesen zu sein. Sie hielten beim Schwören eines Eids ihre Hände über die Testikel eines Zeugen, um Ernsthaftigkeit und Aufrichtigkeit zu bekräftigen. Was sich noch heute in Begriffen wie »Testifikat« und »Testament« nieder-schlägt.

Apropos Testament. Dem kommt ja bekanntlich dann beson-dere Wichtigkeit zu, wenn ein Mann nicht nur ein Haus gebaut und einen Baum gepflanzt, sondern auch Nachwuchs gezeugt hat. Quelle der Spermien sind die Hoden, wo aufgrund der luf-tigen Konstruktion und der niedrigen Temperatur ein ideales Produktionsklima herrscht. Von hier aus wandern die mobilen Zellen über die Nebenhoden und die beiden Samenleiter bis zur Samenblase, wo sie darauf warten, ihrer eigentlichen Bestim-mung zugeführt zu werden – der Befruchtung einer Eizelle.

Rein biologisch gesehen dient der männliche Orgasmus ja nur dem Zweck, den Samen so nah wie möglich ans Ziel seiner Reise zu bringen. Und das mit einer Durchschnittsgeschwindig-keit von 17 Stundenkilometern! Dabei zählt neben der Klasse vor allem die Masse. Bis zu 600 Millionen Spermien werden bei einer Ejakulation auf den Weg geschickt. Bis zu 100 Millionen werden pro Tag neu gebildet. So kommt ein sexuell aktiver Mann im Laufe seines Lebens auf 8000 bis 15 000 Orgasmen und pro-duziert dabei 30 bis 50 Liter Sperma.

Wie rege die Heerscharen sind, lässt sich mit bloßem Auge nicht erkennen. Erst unter dem Mikroskop wird sichtbar, ob es sich um Exemplare mit wohlgeformtem Kopf und kräftigem Unterleib handelt oder um fortpflanzungstechnische Nieten. Während die Faulenzer unter den Spermien lahm im eigenen Saft herumschwänzeln, liefern sich die Sprinter mit bis zu 800 Schwanzschlägen pro Zentimeter einen Wettkampf auf Le-ben und Tod in der Vagina. Vorausgesetzt, sie landen überhaupt dort. Was ja nicht zwingend der Fall ist.

Der Prostata ist es jedenfalls egal, ob eine Ejakulation aus purer Lust erfolgt oder im Auftrag von Mutter Natur. Die kastaniengroße Drüse hat zwar zahlreiche medizinische Funktionen im Hinblick auf Spermabildung, Hormonstoffwechsel und den Verschluss von Harnblase und Samenwegen. Ihren Ruf als G-Punkt des Mannes verdankt sie allerdings ihrer Fähigkeit, bei entsprechender Stimulation besonders intensive Orgasmen hervorzurufen.

Zu guter Letzt noch ein kurzer Abstecher zu jenem Teil, der am besten Stück des Mannes manchmal fehlt, der Vorhaut nämlich. In unseren Breiten sind beschnittene Männer eher die Ausnahme als die Regel, doch in den USA stand die Zirkumzision bis vor wenigen Jahren hoch im Kurs, und bei Juden und Moslems wird sie aus religiösen Gründen weltweit praktiziert. Der Nutzen scheint fraglich, solange der betroffene Mann einigermaßen normale Waschgewohnheiten hat und keine medizinischen Gründe wie beispielsweise Vorhautverengung vorliegen. Die Optik ist Geschmackssache. Vielen Frauen gefällt die V-Ausschnitt-Variante besser als der intime Rollkragenpullover, doch deshalb lässt sich kaum ein Mann beschneiden. Der Einfluss auf das Lustempfinden ist jedenfalls umstritten. Beschnittene Männer hielten beim Sex länger durch, behauptet die eine Seite. Sex ohne Vorhaut sei reizloser, denn diese sei mit zahlreichen lustvermittelnden Nervenenden versehen, behauptet die andere Seite. Ein Trost für alle, die ihre Fülle ohne Hülle tragen: Wer keine Vorhaut (mehr) hat, weiß auch nicht, was ihm dadurch entgeht.

12 Körpermythen oder: Sind Glatzköpfe die besseren Liebhaber?

Was die Lustlegenden bei den Frauen, sind die Körpermythen bei den Männern. Jeder kennt sie, die geflügelten Worte über den Zusammenhang von Nase, Fingern und Potenz, die Klischees vom Mann, der immer kann, und die Überzeugung, dass Männer ohnehin nur an das Eine denken. Die meisten dieser Mythen sitzen irgendwo tief in unseren Hinterköpfen und wirken unbewusst. Ihr Wahrheitsgehalt wird höchst selten vor dem Hintergrund persönlicher Erfahrung überprüft. Grund genug, die zehn häufigsten Mythen einmal genauer unter die Lupe zu nehmen.

Mythos eins besagt: »Männer wollen immer nur das Eine.« Doch immer öfter ist das Eine nicht Sex, sondern Ruhe. Denn der Anteil der Männer, die Frust statt Lust empfinden, ist in den letzten Jahren rapide gestiegen. Ein Blick in die einschlägigen Regale der Buchhandlungen spricht Bände: Statt *Joy of sex* und *Die Kunst der zärtlichen Verführung* stapeln sich dort Ratgeber mit so wenig verheißungsvollen Titeln wie *Wenn Männer sich verweigern* und *Was müde Männer munter macht*. Womit auch gleich ein weiterer Sexmythos widerlegt wäre. Nämlich der vom Mann, der immer kann. Dafür bräuchte es freilich keine wissenschaftlichen Untersuchungen. Es hätte genügt, ein paar Frauen zu befragen, um festzustellen, dass das männliche Wunsch- und Leistungsdenken, gepaart mit einer ordentlichen Portion Angeberei, ungefähr so viel mit der Alltagsrealität zu tun hat wie Jägerlatein mit der tatsächlichen Abschussquote.

Mythos zwei besagt: »Wie die Nase des Mannes, so sein Johannes.« Ob es für die Frauenwelt ein Vor- oder ein Nachteil ist, sei dahingestellt – das äußere Erscheinungsbild eines Mannes lässt jedenfalls keine wie immer gearteten Rückschlüsse auf seine intime Ausstattung zu. Weder das Ausmaß des Riechkolbens noch die Länge seines Mittelfingers gibt Auskunft darüber, was frau zu sehen bekommt, wenn die letzten Hüllen fallen. Dass es trotzdem – und immer wieder – groß angelegte Studien zu diesem Thema gibt, zeigt nur, wie schwer es selbst WissenschaftlerInnen fällt, solche Sexmythen endgültig ins Reich der Phantasie zu verabschieden.

Mythos drei besagt: »Glatzköpfe sind die besseren Liebhaber.« Lange Zeit durften sich Männer mit blanken Platten darüber freuen, dass der Volksmund zu wissen glaubte: Was man nicht am Kopf hat, hat man(n) zwischen den Beinen! Mangelndes Haupthaar galt als Garant für ein Übermaß an Libido und Ausdauer. Und einmal ganz ehrlich: Was wäre Telly Savalas mit Lockenschopf gewesen? Ein dicklicher Serienleutnant – sonst gar nichts. Erst die Glatze machte ihn unverwechselbar und ließ Frauenherzen höher schlagen. Der Mythos »Glatze gleich Potenz« ist wissenschaftlich allerdings längst widerlegt. Wahr daran ist nur, dass das männliche Geschlechtshormon Testosteron am Haarverlust maßgeblich beteiligt ist. Glatzköpfe haben jedoch keinen höheren Hormonspiegel als andere, sondern lediglich Haarwurzeln, die gegenüber diesem Stoff empfindlicher sind.

Mythos vier besagt: »Schwarze Männer sind besser ausgestattet als weiße.« Wer hier nicht aufpasst, kommt schnell in den Geruch der politischen Unkorrektheit. Doch die Zahlen sprechen eine deutliche Sprache: Im Durchschnitt haben afrikanische Männer tatsächlich einen größeren Penis als Europäer – zumindest im Ruhezustand. Diese wiederum sind, ebenfalls vom Durchschnittsmaß ausgehend, besser gebaut als Asiaten –

was sich nicht zuletzt bei der Größenvielfalt im Kondomsortiment niederschlägt. Über die Qualitäten als Liebhaber sagt die Basisausstattung freilich nichts aus.

Mythos fünf besagt: »Wenn sich der Schwanz rührt, steht der Verstand still.« In diesem Fall scheint der Volksmund recht zu haben – auch wenn die wissenschaftliche Erklärung für dieses Phänomen noch nicht gefunden wurde. Sowohl der Penis als auch das Gehirn brauchen eine angemessene Blutzufuhr, um zu funktionieren. Theoretisch sollten sie aber problemlos synchron in Betrieb gehen können. In der Praxis dürften die kleinen grauen Zellen jedoch den Kampf um den roten Lebenssaft regelmäßig verlieren. Oder um es mit Robin Williams zu sagen: »Gott gab den Männern einen Penis und ein Gehirn, aber leider nicht genug Blut, um beide gleichzeitig zu betreiben.«

Mythos sechs besagt: »Wenn der Sex zu wild ist, bricht der Penis ab.« Es passiert selten, aber doch: Mitten in der heißesten Szene plötzlich ein deutliches Knacken, gefolgt von einem höllischen Schmerz und einem blitzschnellen Erektionsverlust – der Luststab fällt in sich zusammen wie ein geknicktes Mikadostäbchen. Tatsächlich gibt es keinen Knochen, der brechen könnte. Doch wenn die Schwellkörperhaut einreißt, was beim Geschlechtsverkehr ebenso passieren kann wie bei heftiger Masturbation, strömt das Blut in das umliegende Gewebe, und es kommt zum »Auberginen-Effekt«: Der Penis schwillt an und verfärbt sich lila. Dann bleibt nichts zu tun, als den Notruf zu wählen oder blitzschnell ins nächste Krankenhaus zu fahren. Denn ohne sofortige Operation droht dauerhafte Impotenz.

Mythos sieben besagt: »Wenn ein Mann keinen Orgasmus hat, kommt es zum Samenstau.« Ein typisches Ammenmärchen, das Frauen davon überzeugen soll, es gäbe einen medizinischen Grund für einen stark ausgebildeten Sexualtrieb. So wenig wie es einer Frau schadet, wenn sie erregt ist, aber keinen Orgasmus hat, so wenig schadet es einem Mann, wenn er eine Erektion hat, die nicht mit einem Samenerguss endet. Durch mehrfache Stimulation bis kurz vor den Orgasmus kann es allerdings zu einem Blutstau in den Genitalien kommen, was eine Verfärbung der Hoden bewirkt und ein intensives Druck- und Spannungsgefühl auslöst. Umgangssprachlich ist dann von »blauen Eiern« die Rede. Rein medizinisch ist das Phänomen aber unbedenklich.

Mythos acht besagt: »Männer können keinen Orgasmus vortäuschen.« Oh doch, sie können! Und sie tun es auch. Von den über 20 000 Männern, die Pro 7 in Zusammenarbeit mit der Deutschen Gesellschaft für sozialwissenschaftliche Sexualforschung für die Doku-Reihe »Sexreport 2008« befragte, gestand jeder Fünfte, dass er schon einmal einen Orgasmus vorgetäuscht hat. Nicht weiter schwierig, wenn man(n) ein Kondom benützt: Ein letztes Stöhnen, ein letzter tiefer Stoß – welche Frau überprüft dann schon den Inhalt, wenn ihr Lover das gute Stück gekonnt verschwinden lässt? Ohne Überzieher ist der Fake schwieriger, aber nicht unmöglich. Einerseits liefert nicht jeder Mann gleich ein halbes Schnapsglas Ejakulat – vor allem nicht beim zweiten oder dritten Durchgang. Andererseits werden viele Frauen bei gutem Sex selbst so feucht, dass nur eine Kostprobe einwandfrei klären könnte, was von ihm ist und was von ihr.

Mythos neun besagt: »Männer haben keine Wechseljahre.« Über Jahrzehnte hatten weder betroffene Männer noch (ebenfalls betroffene) männliche Ärzte gesteigertes Interesse daran, verdächtige Symptome wie den Verlust von Kraft, Energie, Elan und Potenz mit zunehmendem Alter zu thematisieren. Mittlerweile ist die Andropause als männliches Pendant zur weiblichen Menopause unbestritten. Allerdings erlebt nicht jeder Mann automatisch das »Klimakterium virile«. Hauptursache für die meisten Wechselbeschwerden sind hormonelle Veränderungen. Was hilft, ist eine Änderung des Lebensstils: weniger Fett, weniger Alkohol, kein Tabak, stattdessen viel Bewegung, gesunde Ernährung und lustvoller, stressfreier Sex!

Mythos zehn besagt: »Männer können ewig Kinder zeugen.« Theoretisch ja – wie späte Väter von Charlie Chaplin bis Pablo Picasso beweisen. Praktisch geht es mit der Spermienqualität ab dem vierzigsten Lebensjahr rapide bergab. Gleichzeitig sinkt der Testosteronspiegel. In-vitro-Fertilisations-Spezialisten schlagen mittlerweile Alarm: Lag zur Jahrhundertwende der Grund für Kinderlosigkeit zu zwei Drittel beim Mann, sind es mittlerweile drei Viertel. Wer im Opa-Alter noch einmal Jungvater spielen möchte, sollte seine Spermien daher lieber rechtzeitig einer Samenbank anvertrauen, als darauf zu hoffen, dass der Mythos von der ewigen Fruchtbarkeit auf ihn zutrifft.

13 Body-Check oder: Entdeckungsreise zu seinen erogenen Zonen

Wer es darauf anlegt und treffsicher ins pralle Leben greift, kann einen Mann in wenigen Minuten von null auf hundert bringen – und wieder retour. Denn erregungsmäßig sind die meisten Männer recht eindimensional unterwegs. Das Vergnügen bleibt auf diese Weise freilich ebenso kurz wie einseitig. Und das befriedigt weder liebeslustige Frauen noch die neue Generation erotisch anspruchsvoller Liebhaber.

Denn so schön ein Quickie auch sein mag – auf Dauer ist es langweilig, immer nur am Penis stimuliert zu werden. Schließlich hat jeder Mann zwischen Schulterblatt und Zehenspitze mindestens zwei Dutzend Hotspots, an denen über 80 000 hochsensible und rund 650 000 nicht ganz so empfindliche Nervenenden auf Reize reagieren – vom zarten »Flügelschlag« mit den Augenwimpern bis zum kräftigen Klaps mit der Hand. Insgesamt also mehr als eine Dreiviertelmillion erogener Punkte, die sich bei entsprechender Stimulation in Lustzentren verwandeln.

Oder besser gesagt: verwandeln können. Denn jeder Mann hat seine ganz individuellen Lust- und Genuss-Punkte. Und was den einen anregt, kann den anderen abtörnen.

Wer die Klaviatur eines Mannes zum Klingen bringen will, muss sich deshalb auf die Suche nach den »spielbaren« Tasten auf seiner Tastatur machen. Vielleicht werden Sie am großen Zehen fündig oder in der kleinen Kuhle unter seinem Schulterblatt, am schmalen Streifen zwischen Schamhaar und Bauchnabel oder an der zarten Stelle hinter dem Ohr. Die Chancen stehen gut, dass ER bis zu diesem Zeitpunkt nicht einmal gewusst hat, dass von dort eine Direktleitung ins erotische Zentrum seines Hirns führt – aus dem einfachen Grund, weil er dort noch von keiner Frau zärtlich berührt wurde.

Ein weiterer Grund, auf Entdeckungsreise zu gehen: Es steigt die Zahl der Männer, die Vorspiel nicht für einen fußballerischen Terminus technicus halten und den Weg zum Orgasmus als Ziel begreifen. Die freiwillig darauf verzichten, im Bett die Rolle des hyperaktiven Machos zu spielen, und es stattdessen genießen, von einer Frau verwöhnt zu werden.

Erotisches Vorbild sind in dieser Hinsicht asiatische Kurtisanen, die dank der Liebeslehren von Tantra und Kamasutra auf der Achterbahn der Leidenschaft nicht nur die erste Kurve, sondern auch den Looping nehmen. Die kundigen Damen wissen, dass der spontane Griff ins Zentrum der Lust zwar reicht, um Erregung auszulösen – um einen Mann zur Ekstase zu bringen, braucht es allerdings ein bisschen mehr.

Technik zum Beispiel – im besten Sinn des Wortes. Neugierde. Lust an der zärtlichen Suche. Spaß am Spiel. Und last, but not least Sinnlichkeit. Denn viele Männer sind – allen Vorurteilen zum Trotz – von Kopf bis Fuß auf Berührung eingestellt, und wer seine Erregung nicht in den Fingerspitzen spürt, die »Schmetterlinge im Bauch« nicht fühlt, kann den Körper seines Partners zwar erforschen, aber nicht entdecken.

Als Wegweiser durch den erotischen Body-Check-up dient die Lehre vom Shiatsu. Die Meister der japanischen Fingerdruckmassage gehen davon aus, dass die männlichen Erotikpunkte auf den Meridianen liegen, durch die »Chi«, der Strom der Lebensenergie, fließt. Durch sanftes Streicheln, Kneten, Knabbern oder Drücken werden sie aktiviert und leiten Impulse an das Lustzentrum im Gehirn weiter, das prompt für die Ausschüttung sogenannter Glückshormone sorgt. Als »Zündfunke« wirkt dabei die Energie, die bei Berührungen von Haut zu Haut weitergeleitet wird.

Der Funken der Lust springt allerdings nicht überall in selber Stärke über. Berührungen der Geschlechtsorgane entfachen die Glut so sicher wie ein Sturmfeuerzeug. Aber auch das Liebkosen von Ohren, Augenlidern, Lippen, Fingern, Po und Zehen lässt so manchen Mann in Flammen aufgehen.

Erlaubt ist dabei, was beiden gefällt – vom sanften Streicheln bis zum herzhaften Griff. Ist ein Lustpunkt gefunden, lässt die Reaktion meist nicht lange auf sich warten. Von seinem besten Stück einmal abgesehen, das den Stand der Erregung ziemlich deutlich spiegelt, gibt es eine ganze Reihe unmissverständlicher Signale: schnellere und tiefere Atmung, steife Brustwarzen, Gänsehaut und leichtes Zittern. Vor allem aber der Hauch von

Röte, der sogenannte sex flush auf seiner Haut, wenn das Blut durch die Adern schießt und ihm die Hitze in den Kopf steigt.

Wirkliche Künstlerinnen in Sachen erotischer Massage sind daher immer auch Voyeurinnen, die auf subtile Veränderung in Tonlage, Rhythmus und Bewegung achten und mit dem Körper ihres Gegenübers spielen wie mit einem gut gestimmten Instrument – je nach Stimmung ein schnelles Rondo oder einen langsamen Walzer, eine kurze Ouvertüre oder eine lange Symphonie.

Grundbedingung für Virtuosität sind allerdings regelmäßige Fingerübungen am lebenden Objekt. Zeit (und Lust) vorausgesetzt, beginnt die »Übungsstunde« bei den schwerer erregbaren Genusspunkten und endet in einem furiosen Finale am ultimativen Hotspot.

Zu den mäßig erogenen Zonen zählt beispielsweise die Kopfhaut – es sei denn, ein Mann trägt Glatze. Ansonsten eignet sich eine Kopfmassage eher zur Entspannung als zur sexuellen Anregung. Die Nackenpartie am Haaransatz, bei Frauen ein potenter Lustpunkt, ist bei Männern ebenfalls nur selten auf Erotik programmiert. Erregungsfaktor »lauwarm« gilt in den meisten Fällen auch für Kniekehlen, Nasenflügel und Leistengegend. Letztere ist zwar reich mit Nervenfasern ausgestattet, verwandelt Streicheleinheiten aber allzu oft in unangenehme Kitzelreize.

Wobei Kitzeln nicht generell unerotisch sein muss. Ganz im Gegenteil: Kitzlige Stellen sind sehr oft überaus erogene Zonen, und der Körper reagiert auf lustvoll empfundene Kitzelreize mit der Ausschüttung von körpereigenen Endorphinen. Dieser »kleine Rausch« kann eine perfekte Vorbereitung für einen Orgasmus sein. Vorausgesetzt, die Kitzlerin weiß die Grenzen zwischen Frust und Lust gekonnt zu ziehen.

Das gilt speziell für die Achselhöhlen, aber auch für den Bereich rund um die Brustwarzen. Beide Zonen sind bei den meisten Männern hochsensibel, doch vielen ist eine direkte Stimulation unangenehm. Oberste Regel für Entdeckungsreisen in diese Gefilde: vorsichtig ausprobieren und die Intensität der Berührung langsam steigern.

Als echte Sexantennen erweisen sich hingegen Zehen- und Fingerspitzen. Vor allem der Ballen des großen Zehs zählt zu den Lustzonen erster Ordnung. Eine (gemeinsame) Dusche vorab sorgt dafür, dass das Vergnügen beidseitig ist. Erregungsfaktor »heiß« gilt auch für Arme und Bauch: Während an der Innenseite der Oberarme einer der Hauptmeridiane für sexuelle Energie verläuft, liegt nach asiatischer Auffassung im »Hara«, einer Stelle fingerbreit unterhalb des Nabels, das Sammelbecken aller sexuellen Kräfte. Ein weiterer Genusspunkt ist das Ohr, das jeden Berührungsreiz sofort weiterleitet. Gleiches gilt für Lippen und Augenlid, wo schon ein hingehauchter Kuss für prickelnde Gänsehaut am ganzen Körper sorgen kann.

Bleiben zu guter Letzt die klassischen Lustorgane: Po und Dammbereich, Penis und Hoden. Bei diesen Primärzonen geht es nicht mehr um das *wo*, sondern ausschließlich um das *wie*. Denn Männer, denen eine direkte Stimulation ihrer Geschlechtsteile keinen Genuss bereitet, gibt es nicht. Welche Berührungen ihn allerdings wirklich scharf machen und mit welchen Tricks ein vorzeitiges Ende der Entdeckungsreise verhindert werden kann, ist Erfahrungssache – und so individuell wie der Mann, der sich verwöhnen lässt.

Der heißeste Hotspot ist dagegen bei allen Männern gleich: Es ist das Heimkino im Kopf, der Ort, wo Spitzenwäsche und Erotik-Talk, sinnliche Tagträume und gewagte Sexphantasien für leidenschaftliche Erregung sorgen. Wo auch immer Sie ihn berühren und wie auch immer sein bestes Stück darauf reagieren mag – der ultimative Genusspunkt, den es zu stimulieren gilt, ist und bleibt das Lustzentrum in seinem Gehirn.

14 *Handarbeit oder: Sex an und für sich*

Die meisten Männer haben von Kindesbeinen an nicht nur ein sehr intimes, sondern auch ein überaus freundschaftliches Verhältnis zu ihrem Geschlechtsorgan. Kein Wunder, beweisen Ultraschalluntersuchungen doch, dass männliche Föten schon im Mutterbauch Erektionen bekommen – und diese durchaus zu genießen scheinen.

Ein guter Anfang, dem eine ebenso gute Fortsetzung folgt. Während die Vagina nämlich erst einmal entdeckt werden will, streckt sich der Penis neugierigen Babyhänden geradezu entgegen. Und nicht nur diesen. Beim Wickeln und Windeln greifen Mütter ihrem Sohn gerne und häufig an den fleischgewordenen Beweis, dass der Nachwuchs über ein Y-Chromosom verfügt. Dass sie dabei verbal durchaus erfindungsreich sind und den Luststab im Kleinformat mit allerlei Kosenamen belegen, macht die Sache für den Minimacho umso interessanter. Ein Spielzeug in Greifweite, mit dem sich auch noch Aufsehen erregen lässt – Männerherz, was willst du mehr?

Während die meisten Frauen die Kunst der Selbstbefriedigung erst erlernen müssen, scheint sie Männern in die Wiege gelegt. Und wird auch von der Wiege bis ans Totenbett praktiziert. »99 Prozent aller Männer masturbieren, und die hundertste, die *reine* Person, gibt diese Wahrheit nicht zu«, befand der Nervenarzt Oskar Berger bereits 1876. Zu einer Zeit also, in der die Selbstbefriedigung noch als Inbegriff von Schuld und Sünde galt und sich kaum jemand freiwillig zu diesem Laster bekannte.

Die alten Griechen gingen zwar mit gutem Beispiel voran und delektierten sich nicht nur an Knaben, sondern auch an sich selbst. Doch die sexual- und leibfeindliche Kirche belegte die singulären Handgreiflichkeiten schnell mit einem Bann, der bis in die Gegenwart ausstrahlt. Noch im Jahr 1975 brandmarkte Papst Paul VI. Masturbation als »schwer ordnungswidrige Handlung«, und selbst 1994 erkannte Papst Johannes Paul II. in der weiblichen Onanie nichts als »sündige Wollust«, die es zumindest moralisch zu ahnden galt.

Die Saat dafür legte freilich kein Kirchenmann, sondern ein selbsternannter Aufklärer. 1710 veröffentlichte ein Londoner Arzt namens Bekkers ein Traktat über »Onania, oder die erschröckliche Sünde der Selbstbefleckung« und öffnete damit Tür und Tor für aberwitzige Theorien über die schrecklichen Folgen der Onanie. Bezeichnenderweise irrte er schon bei der Namensgebung. Denn der biblische Onan praktizierte nicht Selbstbefriedigung, sondern Coitus interruptus, als er der Witwe seines Bruders seinen Samen verweigerte.

Eine lässliche Sünde allerdings im Vergleich zu den Prophezeiungen seiner Nachfolger, allen voran des Schweizer Arztes Samuel-Auguste Tissot (1728–1797). Ob Schwindsucht oder Epilepsie, Gehirnaustrocknung oder Schädelverformung, Unfruchtbarkeit oder Impotenz – die Masturbation wurde für jedes nur denkbare Gebrechen verantwortlich gemacht. Wobei wohl auch die Übersetzung dieser Bezeichnung bewusst mit negativem Beigeschmack gewählt wurde. Nämlich abwertend als »Schändung mit der Hand« (manus = Hand, stuprare = entehren) statt wohlwollend als »männliche Erregung« (mas = Mann; turbare = aufwühlen).

Die tatsächliche Schändung fand mit Billigung der Sittenwächter statt. Handfesseln, Spritzen mit Silbernitratlösungen, Penissonden und Keuschheitsgürtel mit Innendornen – das Sammelsurium an verordneten Gegenmaßnahmen liest sich wie ein Auszug aus den Registern einer mittelalterlichen Folterkammer.

Der Spuk fand offiziell erst Mitte der achtziger Jahre des vorigen Jahrhunderts ein Ende, als Selbstbefriedigung endlich von der Liste der behandlungsbedürftigen Erkrankungen gestrichen wurde. Doch ein gewisser Makel ist geblieben: Während alle erdenklichen Stellungen, erotischen Vorlieben und sexuellen Abweichungen offen und öffentlich diskutiert werden, ist das Thema Selbstbefriedigung immer noch als Tabu stigmatisiert und findet im Verborgenen statt.

Thematisiert werden nur die Ängste: Jeder vierte Jugendliche zwischen zwölf und 16, der beim Dr.-Sommer-Team der Zeitschrift *Bravo* um Rat fragt, macht sich Sorgen um die Lust an der Eigen-Lust. Erwachsene Männer diskreditieren Onanie wider besseres Wissen als »Notbehelf für Einsame« und schämen sich für den vermeintlichen Entsorgungsakt. Und wer sich im Internet in speziellen Frauenforen umhört, merkt schnell, dass auch aufgeklärte und selbstbewusste Frauen ihrem Partner kaum etwas schwerer verzeihen als heimlich vollzogenen Solosex.

Nur die Medizin hat mittlerweile eine komplette Kehrtwende vollzogen und unterstützt heute, was sie so lange verdammt hat. Denn Selbstbefriedigung ist laut aktuellen Studien nicht nur unschädlich – sie ist sogar gesund. Beim lustvollen Sex im Alleingang wird Stress abgebaut, Kreislauf und Immunsystem werden angeregt, die Beckenbodenmuskulatur gestärkt und das Risiko, an Prostatakrebs zu erkranken, sinkt mit regelmäßiger Selbstbefriedigung deutlich.

Vor allem aber lernt ein Mann, der lustvoll Hand an sich legt, seinen Körper und seine sexuellen Reaktionen besser kennen. Orgasmuskontrolle ist das Zauberwort, Übung der Weg zum Ziel. »Versuchlabor Selbstbefriedigung« nennt das die amerikanische Sexpertin Carol Queen und plädiert für möglichst vielfältige Experimente.

Der Phantasie sind dabei keine Grenzen gesetzt, wie ein Blick in einschlägige Literatur und ebensolche Webseiten verrät. Männer sind einfallsreicher, als so manche Frau vermutet. Zumindest im Umgang mit ihrem besten Stück.

Den Traum vom Solo-Blowjob kann sich zwar nur ein Mann erfüllen, der aus einer Artistenfamilie stammt. Männerkenner schwören allerdings, dass es jeder Jüngling zumindest einmal im Leben probiert. Und mangels Beweglichkeit dann eben auf Techniken zurückgreift, die weniger Anstrengung erfordern.

Klassiker sind das einhändige »Taschenbillard« und der doppelhändige Gipfelsturm – im Bett oder hübsch eingeseift unter der Dusche. Arne Hoffmann, Autor eines Masturbations-Ratgebers für Profis, kennt ebenso ausgefeilte wie phantasievoll benannte Manöver à la »New York Groove«, »Ode an Bryan« und »Garmonbozia«. Beliebt scheint auch der sogenannte Kissenbeischlaf, bei dem man(n) ganz ohne Hände auskommt. Und natürlich jede Form der Masturbation mit Sextoys – von der selbstgebastelten Ersatzvagina aus Kinderschwimmflügeln bis hin zu Dildos und Vibratoren aus dem Erotikshop.

Apropos Sextoy. Nicht alles, was nach Spielzeug aussieht, eignet sich auch zum lustvollen Spiel. Jedes Jahr kommen rund hundert Männer durch ungeschickte Handhabung von Hilfsmitteln ums Leben. Der Staubsauger, dessen Ventilator die Penisspitze kappt, gilt zwar eher als urbane Legende denn als Tatsachenbericht. Aber Selbstfesselung und Atemkontrolle sowie das Einführen zu großer oder zerbrechlicher Teile in After und Harnröhre können fatale Folgen zeitigen.

Doch zurück zur Lust. Die trotz Solo durchaus nicht singulär sein muss. Mehr als die Hälfte aller Männer, die sich selbst als glücklich gebunden bezeichnen, masturbiert mindestens einmal pro Woche. Und empfindet das weder als Betrug an der Partnerin noch als Zeichen mangelnder Leidenschaft. Sondern als eigenständige Spielart ihrer Sexualität, die im besten Fall sogar das partnerschaftliche Liebesleben bereichert. Denn natürlich profitiert jede Frau von einem Mann, der seine Erregung im Griff hat und mehr als eine Spielart der (Selbst-)Befriedigung kennt.

Zum Massenspektakel wird Masturbation dagegen nur selten. Als Ausnahme von der Regel gilt der »Masturbathon« – ein Marathon der Selbstbefriedigung, der im Jahr 2000 in San Francisco ins Leben gerufen und 2009 auch in London und Kopenhagen ausgetragen wurde. Die Erlöse des erotischen Dauerlaufs kommen Aufklärungsprojekten zugute. Der US-Sieger in der Disziplin Ausdauer kam übrigens extra aus Japan angereist: Masanobu Sato, Manager eines Sexspielzeug-Herstellers, brach dabei seinen eigenen Rekord – mit unglaublichen neun Stunden und 33 Minuten Sex an und für sich.

15 Kopfkino oder:
Im Land der feuchten Träume

Erotische Bilder im nächtlichen Kopfkino. Eine heftige Erektion. Ein kurzes Reiben an der Bettdecke. Und schon ist es passiert. Der erste feuchte Traum als sichtbarer Beweis der aufblühenden Männlichkeit. Ein Erguss als Genuss, den man(n) nicht erzwingen kann. Doch welche Peinlichkeit, am nächsten Morgen die steifen Flecken am Laken und an den Pyjamahosen erklären zu müssen!

Pollution nennen Mediziner den unbeabsichtigten nächtlichen Samenerguss. Viele junge Männer erleben ihn, sobald die Spermienproduktion in Gang kommt. Bis in die Haarspitzen mit Testosteron vollgepumpt, sucht der Körper nach einem Ventil. Und findet es im Schlaf. So gesehen gehören feuchte Träume zur Pubertät wie Pickel und Stimmbruch. Und werden ebenso zwiespältig erlebt.

Manche sind stolz auf dieses Zeichen des Erwachsenwerdens. Und hören mit Schrecken, dass sie vor knapp hundert Jahren noch als »Selbstbeschmutzer« überführt worden wären. Beispielsweise mit einem Gerät namens »Der rechtzeitige Warner«. Dieser stählerne Penisring mit spitzen Aluminiumzähnen, von Dr. Foote's Gesundheitsbüro 1905 in New York zum Patent angemeldet, wurde von unzähligen ignoranten Eltern erstanden. Mit nachhaltigen Folgen. Denn dass sich süße Phantasien blitzschnell in monströse Alpträume verwandeln, sobald die metallenen Spitzen (zu-)greifen, darf als gesichert gelten.

Doch nicht jeder Jüngling freut sich über diese neue Phase seiner sexuellen Reifung und könnte gut und gerne auf die Fortsetzung des Bettnässens mit anderen Mitteln verzichten. Viele sind einfach nur verwirrt. Denn aller Aufklärung zum Trotz wird das Phänomen des unfreiwilligen Samenergusses auch heute noch weit öfter in schlüpfrigen Witzen abgehandelt als in ernsthaften Gesprächen zwischen Vater und Sohn. Dabei gäbe es dafür mit Erasmus von Rotterdam ein gutes Vorbild. Der Philosoph und Theologe schrieb seine *Colloquia familiaria* bereits im Jahr 1522: eine ebenso offene wie humorvolle Abhandlung über sexuelles Verlangen, Heirat, Vaterschaft, Prostitution und Geschlechtskrankheiten – kurz, über alles, was ein Mann wissen muss. Und zwar als Wegweiser in die Welt der Erwachsenen für seinen sechsjährigen Patensohn.

Die feuchten Träume vergehen meist mit dem Ende der Pubertät. Das nächtliche Kopfkino bleibt dagegen aktiv. Ebenso wie die unkontrollierbaren nächtlichen Erektionen. Drei- bis fünfmal pro Nacht füllen sich die Schwellkörper im Penis mit Blut und sorgen für eine Versteifung, die bis zu einer Stunde anhalten kann. Schlafforscher haben herausgefunden, dass diese nächtlichen Erektionen meist während der sogenannten REM-Phasen (rapid eye movement) auftreten, in denen sich Puls und Atmung beschleunigen und die innere Leinwand auf Hochtouren läuft.

Träume müssen allerdings nicht explizit sexuell sein, um eine nächtliche Erektion hervorzurufen. Wie es scheint, dient diese eher der »Funktionsprüfung« – vergleichbar mit einem Fahrzeug, bei dem regelmäßig kontrolliert wird, ob Motor und Bremsen wohl ihren Dienst nach Vorschrift versehen. Und da nicht jeder Mann jeden Tag sexuell aktiv ist, verlegt der Organismus die Kontrolle eben in die Nachtstunden.

Gemessen werden diese Erregungsmuster übrigens mit speziellen Messmanschetten am Penis. Denn die nächtliche Erektion ist nicht nur eine erfreuliche Begleiterscheinung der REM-Phasen, sondern auch ein wichtiger Indikator für die Potenz:

Bleiben die Schlaferektionen aus, ist anzunehmen, dass eine erektile Dysfunktion mit körperlichen Ursachen vorliegt. Hat ein Mann dagegen im Wachzustand Probleme mit seiner Standfestigkeit, kann aber Schlaferektionen vorweisen, liegt das Problem mit großer Wahrscheinlichkeit im psychischen Bereich.

Erstaunliches fanden die Schlafforscher über den Zusammenhang zwischen Schnarchen und Erektionsstörungen heraus. Rund siebzig Prozent aller Schlafapnoepatienten leiden auch an erektiler Dysfunktion. Die Erklärung dieses Phänomens: In beiden Fällen treten Störungen in den Steuerungselementen der Blutgefäße auf. Während bei guter Durchblutung der Penis steif wird und die Atemwege frei bleiben, bewirkt ein Manko bei der Durchblutung Schnarchorgien und schlaffe Glieder.

Neue Erkenntnisse gibt es auch in Bezug auf das Phänomen »Morgenlatte« – von Engländern voller Stolz gerne als »morning glory« (morgendliche Pracht und Herrlichkeit) bezeichnet. Diese letzte der nächtlichen Erektionen tritt bei manchen Männern so gut wie täglich auf, bei anderen selten oder nie. Lange Zeit wurde eine übervolle Blase dafür verantwortlich gemacht. Dieser Erklärungsversuch ist mittlerweile als Mythos entlarvt – und zwar gleich aus mehreren Gründen. Zum einen verursacht eine volle Blase im Wachzustand normalerweise keine Erektion. Zum anderen schwindet die Morgenlatte auch ohne Toilettengang meist wieder ganz von selbst. Mit dem Alter nimmt die Häufigkeit der Morgenerektion selbst bei jenen Männern ab, die jeden Tag mit »standing ovations« begrüßten. Irgendwann, so wissen böse Zungen, bleibt als letzte Morgenlatte nur noch ein Latte macchiato. Und die Erinnerung an jene Zeiten, wo das Kopfkino noch handgreifliche Auswirkungen hatte.

Schlafforscher legen allerdings nicht nur Messbänder an. Sie verteilen auch Traumtagebücher. Gleich 3500 Männer und

Frauen sind im Jahr 2007 einer Bitte des Schlafforschers Antonio Zadra von der Universität Montreal nachgekommen und haben ihre Träume notiert. Die Auswertung der Aufzeichnungen wirft althergebrachte Glaubenssätze über den Haufen. Vergleichbare Untersuchungen, die vor vierzig Jahren angestellt wurden, ließen die Herren der Schöpfung nämlich als wahre Sextraummonster erscheinen, während dem vermeintlich schwachen Geschlecht eine blütenreine Weste bescheinigt wurde. Mag sein, dass die Damen damals wirklich keine unanständigen Träume hatten. Sigmund Freud, Traumdeuter der ersten Stunde, würde sich angesichts dieser Behauptung aber sicher im Grab umdrehen.

Zutreffender ist daher wohl die Annahme, dass heute beide Geschlechter offen(er) zum Inhalt ihrer nächtlichen Bilderreigen stehen. In jeder zwölften Traumsequenz, so Zadras Fazit, dreht sich alles um Sex. Wobei die Bandbreite der Kopfkinobilder deutlich weiter gespannt ist als im realen Leben. Während Frauen sich liebend gerne von Promis verwöhnen lassen, sehen sich Männer mit Vorliebe als Hahn im Korb und träumen von Sex mit mehreren Gespielinnen. In vier Prozent aller Frauenträume bleibt die Hauptrolle samt virtuellem Orgasmus erstaunlicherweise einer anderen Person überlassen. Von den befragten Männern hat kein einziger ein derartiges Szenario festgehalten – sie kamen in ihren Träumen immer auch selbst zum Höhepunkt. Was eigentlich nicht weiter verwundern sollte.

Ob und in welchem Ausmaß erotische Träume Rückschlüsse auf reale Sehnsüchte zulassen, ist umstritten. Für den italienischen Schauspieler und Regisseur Roberto Benigni stecken seine erotischen Träume voller Energie und Kraft, sie sind Gipfel seiner Emotionen. Beglückt er, wie es häufig passiert, im Traum gleich drei Frauen, erzählt er am nächsten Morgen seiner Angetrauten davon. Im Wissen, dass diese nicht eifersüchtig wird. Denn seine virtuellen Begleiterinnen, so Benigni, seien immer Variationen derselben Person: seiner heißgeliebten Frau Nicoletta.

Dennoch ist es nur bedingt ratsam, den eigenen Partner einer inquisitorischen Fragestunde zu unterwerfen. Benigni dürfte nämlich die berühmte Ausnahme von der Regel sein und zu jener 14-Prozent-Minderheit gehören, die selbst beim traumhaften Sex ihre reale Partnerin vor Augen hat. Die anderen 86 Prozent setzen in ihren Träumen auf bunte Vielfalt und halten sich an das Motto der Achtundsechzigerkommunen: »Wer zweimal mit derselben pennt, gehört schon zum Establishment.«

16 Blitzstart oder: Nicht so schnell, Mann!

Sex ist kein Wettlauf gegen die Uhr. Doch wenn *Sie* noch in der Aufwärmphase steckt, während *Er* den Ziellauf bereits hinter sich hat, scheitert selbst die größte Lust am erotischen Dauerfrust.

Was wie der erotische Alptraum jedes Liebhabers klingt, ist für bis zu dreißig Prozent aller Männer bittere Realität: Sie leiden unter Ejaculatio praecox (E. p.), dem vorzeitigen Samenerguss, der das Liebesspiel auf wenige Sekunden reduziert und beide Partner frustriert zurücklässt. Denn so sehr wir heutzutage auch auf Schnelligkeit bedacht sind – im Bett sind Standvermögen und Ausdauer gefragt.

Anders als in der Politik gilt nämlich beim Sex: Wer zu früh kommt, den bestraft das Leben – mit Minderwertigkeitskomplexen, Selbstzweifeln und Vorwürfen. Schließlich wird die Fähigkeit, den Samenerguss zu kontrollieren, als Teil der männlichen Potenz definiert, als Beweis dafür, dass »man(n)« sich im Griff hat – überall und jederzeit.

Diese Sicht der Dinge ist neu. Breitangelegte Untersuchungen des Sexualforschers Alfred Kinsey ergaben, dass in den fünfziger Jahren des letzten Jahrhunderts drei Viertel aller amerikanischen Männer innerhalb von zwei Minuten nach dem Eindringen einen Samenerguss hatten und diese vorschnelle sexuelle Reaktion mit übermäßiger Erregtheit entschuldigten.

Mit solchen Argumenten lässt sich nicht mehr punkten. Die Durchschnittsdauer eines Koitus liegt heute bei sieben bis zehn Minuten, was zwar wenig über seine Qualität, dafür umso mehr über gesellschaftliche Veränderungen aussagt. Daher gilt, was noch vor zwei Generationen völlig normal war, heute als Sexualstörung, die behandelt werden muss. Und – den Sexualtherapeuten sei Dank – auch erfolgreich behandelt werden kann.

Primäres Kennzeichen eines vorzeitigen Samenergusses ist die Unfähigkeit, die eigene Erregung selbst zu steuern. Ejaculatio praecox liegt vor, wenn es – regelmäßig – bei oder kurz nach dem Einführen des Penis in die Vagina zu einem ungeplanten und unerwünschten Orgasmus kommt. In Zahlen ausgedrückt: Wenn die Zeit vom Einführen des Penis bis zum Orgasmus unter 120 Sekunden oder die Anzahl der Beckenbewegungen unter sieben liegt. Experten unterscheiden zwei Formen des vorzeitigen Samenergusses: Während der »primäre vorzeitige Samenerguss« bereits seit dem ersten sexuellen Kontakt besteht, tritt der »sekundäre vorzeitige Samenerguss« erst zu einem späteren Lebenszeitpunkt auf.

Wer sich das typische E.-p.-Opfer als unsicheren Jüngling,

triebgeplagten Einzelgänger oder gehemmtes Mamasöhnchen vorstellt, liegt mit seiner Einschätzung völlig daneben: Ein Großteil der Männer, die mit diesem Problem zum Arzt oder Sexualtherapeuten kommen, sind über das Pubertätsstadium längst hinaus, eher zurückhaltend, aber dennoch beruflich erfolgreich und mit hohen Erwartungen an die eigene Person und Leistungsfähigkeit ausgestattet. Was ihnen fehlt, ist das Gespür für den »point of no return«, den Punkt also, an dem sich der Samenerguss willentlich nicht länger zurückhalten lässt.

Die Gründe dafür sind unterschiedlich. Als mögliche medizinische Ursachen gelten eine Überempfindlichkeit der Eichel und Veränderungen an der glatten Muskulatur von Prostata und Samenblase, aber auch Regulationsstörungen der Sexualfunktion im Gehirn oder ein unausgeglichener Serotoninhaushalt. Manchen Männern fehlt einfach das Gefühl für ihren Körper und seine Reaktionen. Andere sind so auf die Partnerin konzentriert, dass sie die Kontrolle über die eigenen Emotionen verlieren. Aber auch sexuelle Unsicherheit, die Panik vor einer ungewollten Schwangerschaft oder das unbewusste Bedürfnis, auf Distanz zu gehen, können zu »Schnellschüssen« führen.

Das Schlüsselwort ist allerdings in den meisten Fällen Angst: Wer zu schnell ejakuliert und das an den Reaktionen der Partnerin zu spüren bekommt, hat beim nächsten Mal mit Sicherheit Angst, wieder zu versagen – und wird es mit großer Wahrscheinlichkeit auch tun. In kürzester Zeit schließt sich nämlich der Teufelskreis aus Selbstbeobachtung und vorzeitigem Erguss. Denn der Versuch, das Symptom mit purer Willenskraft zu beseitigen, ist kontraproduktiv. Wer anfängt, sich selbst zu beobachten und krampfhaft zu kontrollieren, zementiert das Problem.

So individuell die Gründe auch sind – eines ist vielen betroffenen Männern gemein: ihr gespanntes Verhältnis zum Thema Zeit. Die meisten leben permanent im Gefühl, dass ihnen die Sekunden und Minuten durch die Finger rinnen. Sie putzen deshalb die Zähne unter der Dusche und trinken ihren Kaffee im Auto auf dem Weg ins Büro. Während der Theatervorstellung denken sie bereits an die Sektpause, beim letzten Vorhang ans Heimgehen, im Taxi an Sex, beim Eindringen an den Orgasmus und bei der Ejakulation schon ans nächste Mal. Sie können sich für nichts wirklich Zeit lassen – warum sollte Sex da eine Ausnahme bilden?

Am Anfang jeder Therapie steht daher eine Bestandsaufnahme, die nicht nur die Symptome selbst, sondern auch das Alltagsleben des Betroffenen und generelle Fragen zur Sexualität zum Thema hat. Anschließend wird gemeinsam eine ganzheitliche Therapie erarbeitet.

Die Erfolgsaussichten sind ausgesprochen gut: Über neunzig Prozent aller Männer, die an E. p. leiden, sind nach zwei bis vier Monaten in der Lage, den Samenerguss willentlich hinauszuzögern. Vorausgesetzt, dass pro Woche zwei- bis viermal alleine und/oder gemeinsam geübt und das Programm – ohne Abkürzungen – durchgezogen wird. Letzteres ist ein häufig auftauchendes Problem, denn bei vielen Betroffenen nimmt die Ungeduld überhand: Sie versuchen, »schneller« oder »früher« fertig zu sein – und setzen damit auf Therapieebene genau jenes Verhalten fort, das ihr Sexualleben so unbefriedigend macht.

Im Mittelpunkt der Therapie steht deshalb die Erforschung des eigenen Körpers und das Erkennen des »point of no return«. Als Partnerin muss man in dieser Zeit die eigenen Bedürfnisse hintanstellen. Umso wichtiger sind ausführliche Gespräche, in denen geklärt wird, in welcher Form die Frau während der Therapiephase befriedigt werden möchte.

Denn Geschlechtsverkehr ist zumindest in den ersten Wochen verboten – nicht als Schikane, sondern um den Leistungsdruck und Versagensängste gar nicht erst aufkommen zu lassen. Es geht primär darum, dem Streicheln und Berühren (wieder) Vergnügen abzugewinnen, sich körperlichen Empfindungen hingeben zu können, kurz: Ejakulation und Orgasmus nicht als ultimatives Ziel, sondern als (Neben-)Effekte sexueller Betätigung zu sehen, auf die man zugunsten von Zärtlichkeit und Lust sogar verzichten kann.

Zusätzliches Muskeltraining wird empfohlen, wenn der sogenannte Liebes- beziehungsweise Potenzmuskel – im Fachjargon Musculus pubococcygeus (abgekürzt PC) – zu schwach ist. Konsequentes Training vorausgesetzt, kann ein Mann durch bewusstes An- und Entspannen dieses Muskels seine Ejakulation hinauszögern. Wer es letztendlich schafft, fünfzehn Minuten durchzuhalten, hat das Klassenziel erreicht: Er nimmt seine Erregung wahr und kann sie bewusst steuern.

Rückfälle sind allerdings nicht ausgeschlossen, denn beim ersten Mal mit einer neuen Partnerin, in Stresssituationen oder nach langer Enthaltsamkeit fällt Selbstbeherrschung schwer.

Manche Männer entdecken nach Therapieende sogar die Lust an leidenschaftlichen Quickies. Schließlich heißt lange durchhalten zu können nicht automatisch, immer und jederzeit auch lange durchhalten zu müssen.

Denn auch diese Erfahrung kann ausgesprochen unerfreulich sein. Bei etwa 0,3 Prozent der Männer diagnostizieren Ärzte »Ejaculatio retarda«, also einen verzögerten Samenerguss, bei dem der ersehnte Höhepunkt erst nach vierzig Minuten oder später eintritt. Manche Frauen mögen diesen schweißtreibenden Sex-Work–Out genießen. Viel öfter führen diese »long-time acts« aber auf beiden Seiten zu Leistungsdruck und daraus resultierenden Versagensängsten. Experten raten daher, den Weg zum Ziel zu machen. Und statt des Orgasmus die gemeinsame Lust in den Vordergrund zu stellen.

17 *Standvermögen oder: Doping für die Liebe*

Das Leben wäre so einfach, wenn jeder könnte, wie er wollte – und wollte, wann immer er könnte. Doch nirgends klaffen Traum und Wirklichkeit weiter auseinander als beim Sex: Männer *wollen* theoretisch jederzeit und können es immer öfter nicht. Frauen *können* theoretisch jederzeit und wollen es immer öfter nicht.

Aktuelle Studien sprechen eine deutliche Sprache: Jeder fünfte Mann klagt über phasenweise sexuelle Lustlosigkeit, jedem zehnten macht Sex überhaupt keinen Spaß mehr. Wie viele davon zu den 170 Millionen Männern gehören, die unter mittleren bis schweren Erektionsstörungen leiden, ist unbekannt. Die Tendenz ist jedenfalls steigend, denn eine Hochrechnung für das Jahr 2025 geht von weltweit 300 Millionen Männern aus, bei denen das Standvermögen langfristig versagt.

Unerfreuliche Zahlen, die ein ziemlich lustloses Ende der Menschheit nahelegen. Noch unerfreulicher als die Zahlen selbst ist freilich die Erkenntnis, dass nicht nur Senioren mit erektiler Dysfunktion (ED) zu kämpfen haben. Zehn Prozent der unter Dreißigjährigen, die sich eigentlich am Höhepunkt ihrer Manneskraft befinden sollten, und gut zwanzig Prozent der Männer im »besten Alter« ab 45 sehen sich mit schlappen Tatsachen konfrontiert.

Was nach Drama klingt, ist für die meisten Männer tatsächlich ein solches. Denn nichts erschüttert das männliche Selbstwertgefühl so schnell – und so nachhaltig – wie ein Lustorgan, das seinen Dienst versagt. Dann wird der beste Freund blitzschnell zum schlimmsten Feind. Und aus dem »ganzen Mann« ein halber, der an sich selbst und seiner Virilität zweifelt. Rückzug ist dann die häufigste Reaktion und das nicht nur in sexueller Hinsicht. Auch Zärtlichkeiten werden abgewehrt, und jedes offene Gespräch wird verweigert.

Die wenigsten Frauen reagieren darauf mit cooler Gelassenheit. Irritation macht sich breit, Selbstzweifel und Verunsicherung. Liebt er mich nicht mehr? Bin ich nicht mehr attraktiv genug? Oder schlimmer noch: Tobt er sich vielleicht anderweitig aus?

Die Vermutungen sind durchaus verständlich. Zutreffend sind sie selten. Denn die meisten Erektionsstörungen sind nicht auf Gefühlskälte zurückzuführen oder auf Lustlosigkeit, sondern auf Gefäßverengungen.

Dass der Penis einen eigenen Kopf hat und häufig anders reagiert, als sein Besitzer das will und plant, hängt mit dem relativ komplizierten Aufbau dieses äußerlich recht banal wirkenden Organs zusammen. Anders als ein Muskel, der innerhalb von Sekunden und auf Kommando an- und entspannt werden kann, wird das männliche Glied mittels Hydraulik betrieben. Eine Erektion setzt voraus, dass sich die drei im Penis befindlichen Schwellkörper mit Blut füllen – was zwar blitzschnell passieren kann (auch dann, wenn es dem betroffenen Mann unendlich peinlich ist), aber eben nicht passieren muss (selbst dann, wenn der betroffene Mann sich nichts sehnlicher wünscht).

Der Blutzufluss ist wiederum nur dann gewährleistet, wenn das Gehirn den Muskelzellen in den Schwellkörpern den Befehl zur Entspannung gibt. Entspannung wohlgemerkt, nicht Anspannung. Eine Tatsache übrigens, die kaum einem Mann bewusst ist. Erst wenn die Arterien locker lassen, sorgen die sich füllenden Schwellkörper für Standfestigkeit. Die anhält, solange mehr arterielles Blut zufließt, als venöses Blut abfließt.

Gefäßverengungen machen sich an den feinen Blutgefäßen im Penis besonders schnell bemerkbar. Erektionsstörungen sind daher ein wichtiger Hinweis auf mögliche Erkrankungen. Die Ärzte Aaron Vinik und Donald Richardson bezeichnen den Penis sogar als »Wünschelrute, mit der man Männer mit hohem Risiko für eine vaskuläre Katastrophe (Herzinfarkt & Co.) lange vor deren Eintreten erkennen kann«.

Ein geringer Trost für die Betroffenen, denen die Risikoprävention ein zweitrangiges Anliegen ist. Sie wollen vor allem eines: ihre Impotenz verschwinden lassen, so schnell wie möglich und um (fast) jeden Preis.

Die Chancen dafür stehen gut. Denn das Spektrum an Behandlungsmöglichkeiten hat sich in den letzten Jahren vervielfacht.

Manchen Männern hilft es schon, wenn sie zu Penisringen greifen, die den Blutrückfluss reduzieren, oder durch regelmäßiges Training für die Stärkung ihrer Beckenmuskulatur sorgen – im Fachjargon Musculus ischiocavernosus und Musculus bulbospongiosus genannt. Besteht ein nachgewiesener Testosteronmangel, ist eine entsprechende Hormontherapie möglich. Wenn die Erregungssignale erst gar nicht im Penis ankommen, sind massive Maßnahmen nötig, die es mit einem Urologen abzusprechen gilt.

In den meisten Fällen genügt allerdings ein Griff zur Pille, um dem Männertrauma Impotenz ein Ende zu setzen. Und die muss schon längst nicht mehr blau sein. Denn Viagra, ursprünglich zur Behandlung von Herzerkrankungen entwickelt, hat bei seiner Markteinführung 1998 nicht nur eine globale Erektionshysterie ausgelöst, sondern auch in Windeseile die Konkurrenz auf den Weg gebracht.

Mittlerweile hat man(n) die Qual der Wahl zwischen den Wirkstoffen Sildenafil (Handelsname Viagra®), Tadalafil (Handelsname Cialis®) und Vardenafil (Handelsname Levitra®). Alle drei wirken nach demselben Prinzip: Sie sorgen dafür, dass genügend Blut in den Penis kommt und sich dort so lange staut, dass eine Erektion über längere Zeit aufrecht erhalten wird.

Das erotische Doping funktioniert allerdings nur, wenn Lust vorhanden ist – nicht umgekehrt. Wer die Potenzpille schluckt, ohne für entsprechende Erregung zu sorgen, kann genauso gut ein Stück Traubenzucker einwerfen. Beides wird keine erhebende Wirkung zeigen – zumindest nicht unter der Gürtellinie. Für viele Frauen übrigens eine durchaus beruhigende Tatsache – wer will schon mit einem Mann schlafen, der seine Gespielin nicht begehrt, sondern wie ein Roboter auf Knopfdruck funktioniert?

Apropos Knopfdruck: Von den (manchmal durchaus massiven) Nebenwirkungen einmal abgesehen, unterscheiden sich die drei Potenzpillen vor allem durch ihre unterschiedliche Wirkungsdauer. Beim Klassiker Viagra sollte man ebenso wie bei Levitra relativ schnell zur Sache kommen, da der Lifting-Effekt schon nach ein paar Stunden wieder nachlässt. Cialis trägt dagegen nicht umsonst den Spitznamen »Wochenendpille«. Einmal eingenommen, wirkt die sonnengelbe Tablette auf den Penis wie Duracell-Batterien auf den Spielzeughasen – er läuft und läuft und läuft. Vorausgesetzt, das Begehren hält mit und das Kino im Kopf hat keinen Stromausfall.

Sich die Wundermittel per Internet zu bestellen ist allerdings keine gute Idee. Gefälschte Luxusuhren ärgern bestenfalls die Originalhersteller. Gefälschte Medikamente gefährden dagegen Menschenleben. Zum einen, weil Erektionsstörungen eben nicht nur ein lästiges Problem sind, sondern ein Frühwarnzeichen sein können und ihre Ursache daher von einem (Männer-)Arzt abgeklärt werden sollte. Zum anderen, weil die vermeintlich billigen Schnäppchen schon so manchem Mann teuer zu stehen gekommen sind. Ist gar nichts drin, was wirken könnte, ist man(n) um ein paar Euro ärmer, aber wenigstens um die Erkenntnis reicher, dass Sparsamkeit der Libido nicht guttut. Ist allerdings nicht drin, was draufsteht, sondern irgendein unbekannter Wirkstoff in unbekannter Dosierung, wird russisches Roulette gespielt.

Wie sinnvoll der präventive Griff zur Pille ist, bleibt umstritten. Versagensängste lassen sich damit vermutlich hintanhalten, auch wenn noch gar keine Erektionsstörungen vorliegen. Ob die geballte Manneskraft dann auch hält, was sich der Pillenschlucker verspricht, steht aber in den Sternen. Oder liegt im Meer. Denn wer unerschütterlich an die Macht der Chemie glaubt, kann gleich zwei Fliegen mit einer Klappe schlagen. Ein australisches Unternehmen vertreibt nämlich erfolgreich Austern, die mit Viagra gefüttert werden. Um ganz präzise zu sein: mit Ethoxydihydromethyloxopropylpyrazolopyrimidinphenyl-sulfonylmethylpiperazincitrat.

18 Verhütungsmittel oder: Sicher ist sicher!

Männer sind perfekte Verdränger. Zumindest wenn es ums leidige Thema Verhütung geht. Wie sonst wäre es möglich, dass ungeplante Schwangerschaften viele Männer völlig überraschend zu treffen scheinen – so als hätten Sex und Empfängnis rein gar nichts miteinander zu tun?

Wer dahinter Vertrauensseligkeit in die Partnerin vermutet, ist eine unverbesserliche Optimistin. Realitätsnäher scheint die Annahme, dass meist schlichte Ignoranz hinter dem mangelnden Engagement in Verhütungsfragen steht. Bequemlichkeit. Und die Tendenz, Verantwortung abzuschieben.

Ein feministisches Vorurteil? Wohl kaum, es sei denn, die Weltgesundheitsorganisation (WHO) wurde jüngst von Feministinnen unterwandert. Eine aktuelle WHO-Statistik spiegelt die erlebte Realität: Abstinenz (erzwungen und freiwillig), Coitus interruptus, Kondome und Vasektomie (siehe Seite 98) machen weltweit gerade einmal 27 Prozent der Verhütungsmittel aus – mit einem deutlich geringeren Anteil in den westlichen Industrieländern.

Über Abstinenz schweigen wir uns an dieser Stelle aus. Schließlich dreht sich auf diesen Seiten alles darum, wie man Sex lustvoll genießen kann – und nicht darum, wie man ihn am besten vermeidet.

Auch Coitus interruptus ist kein Thema, bei dem es zu verweilen lohnt. Ja, man(n) kann auch vor dem Segen aus der Kirche gehen, wie es im Volksmund so schön heißt. Doch – nein! Der unterbrochene Beischlaf ist nicht nur extrem lustfeindlich, sondern fällt vom Sicherheitsstandpunkt aus betrachtet auch eindeutig in die Kategorie »Vatikanisches Roulette«. Und disqualifiziert sich somit ganz von selbst.

Bleibt einem Mann, der aktiv verhüten will, ohne seine Fertilität einzuschränken, nur der Griff zum Präservativ. Übrigens dem einzigen Verhütungsmittel mit geografischer Zuordnung im Namen – was durchaus Rückschlüsse auf den jeweiligen Nationalcharakter zulässt. So schieben die Franzosen gerne den Briten die Schuld in die Schuhe und greifen zur »redingote anglaise«, dem englischen Reitmantel. Die so Gescholtenen beziehen sich auf die Verpackung und sprechen mit Vorliebe vom »french letter« – dem französischen Brief. Und auch Deutsche, Österreicher und deutschsprachige Schweizer lokalisieren den Ursprung lieber beim Nachbarn als bei sich selbst und verkaufen Kondome denunzierend-schlicht als »Pariser«.

Doch ganz egal, ob »Gummi« oder »Präser(l)«, »Überzieher« oder »Verhüterli« – das Kondom erlebt zweitausend Jahre nach seiner Erfindung ein Revival. Glaubt man dem römischen Schriftsteller Antonius Liberalis, dann war nämlich König Minos der erste Kondombenutzer. Mit gutem Grund, denn der Göttersohn und sagenhafte Herrscher von Kreta war arg geplagt: Anstelle von Sperma brachten seine Lenden nur Schlangen, Skorpione und giftige Hundertfüßler hervor. Die Damen starben reihenweise in Minos' Armen. Erst die adelige Prokris hatte die rettende Idee. Sie griff zur Ziegenblase, verhüllte Minos' »bestes Stück« – und blieb am Leben. Der Mythos dürfte im 17. Jahrhundert einen gewissen Doktor Condom, Arzt am Hofe Karls II., inspiriert haben. Er ließ Überzieher aus hauchdünnen Schafdärmen fertigen – und benannte sie stolz nach sich selbst.

Was die Historie nicht überliefert, ist eine Antwort auf die Frage, ob denn Ziegenblase und Schafdärme auch ihren eigentlichen Zweck – die Empfängnisverhütung – erfüllt haben. Kon-

domforscher gehen jedenfalls davon aus, dass die Versager-
quote vergleichsweise hoch ausfiel. Das sollte sich über die Jahrhunderte auch nicht wirklich ändern. Denn erst 1996 wurde
europaweit eine DIN-Norm für Kondome festgeschrieben, seit
2002 gilt die internationale Norm EN ISO 4074 mit einer Min-
destlänge von 16 Zentimetern. Gleichzeitig wurden sämtliche
relevante Eigenschaften eines Kondoms wie Wanddicke, Reiß-
festigkeit, Dichtheit und so weiter gesetzlich festgelegt. Für Extravaganzen bleibt trotzdem Platz: Das (laut Herstelleraussage)
größte Kondom der Welt im Kingsize-Format ist 21,5 Zentimeter
lang, bis zu 6,3 Zentimeter breit und bietet höchsten Tragekom-
fort – womit wohl auch das Argument jener Männer endgültig
entkräftet ist, die erklären, ihr bester Freund sei für ein Kondom
schlicht und einfach zu gut gebaut.

Die häufigste Ausrede von Kondomverweigerern ist allerdings
nicht eine vermeintliche Übergröße (deren Vorhandensein spätestens im Adamskostüm einem Realitätscheck unterworfen
werden könnte), sondern eine Verringerung ihres Lustempfin-
dens. Dagegen lässt sich zugegebenermaßen nur schwer argumentieren. Sexperten vermuten allerdings, dass die Barriere
eher im Kopf entsteht als unter der Gürtellinie. Denn Männer,
die im Rausch der Leidenschaft von einer geschickten Frau
ohne ihr Wissen mit einem Kondom bestückt werden, beklagen
weder Lustverlust noch eine unwillkommene Unterbrechung
im Liebesspiel.

Apropos Geschick: Fast alle »Kondomversager« lassen sich
auf Bedienungs- und Anwendungsfehler zurückführen, und Pan-
nen sind bei vielen Anwendern an der Tagesordnung. Sie benut-
zen das Kondom erst, wenn die sogenannten Sehnsuchtstrop-
fen schon längst in der Scheide sind, rollen es verkehrt herum
ab, ziehen es viel zu straff über die Penisspitze oder kombinie-

ren es mit einer ölhaltigen Gleitcreme, die den Gummi angreift. So gesehen schadet es nicht, wenn auch frau die Technik des gekonnten Über- und Abstreifens beherrscht und im Notfall selbst Hand anlegen kann. Selbst dann sind Kondome mit einem Pearl-Index von zwei bis 14 freilich als Verhütungsmittel keine sichere Bank. Denn dieser Index besagt, dass bis zu 14 von 100 Frauen innerhalb eines Jahres schwanger werden, obwohl ein Kondom zum Einsatz kam.

Für Männer, die dem russischen Liebesroulette endgültig entkommen wollen, bleibt daher als sicherste Methode nur der finale Schnitt. Gerade einmal zwanzig Minuten dauert eine Vasektomie und verläuft im Normalfall kurz, schmerzlos und ambulant ab. Gängigste Operationsart ist die »No Scalpel Vasectomy«, bei der in lokaler Betäubung der Samenleiter durchtrennt und unterbunden wird. Dadurch kommen keine Spermien mehr in die Samenflüssigkeit und der Mann ist vier Monate später nicht mehr zeugungsfähig. Auf den Samenerguss hat das keinen spürbaren Einfluss, denn Ejakulat besteht zu 95 Prozent aus Prostataflüssigkeit und nur zu fünf Prozent aus Samenflüssigkeit.

Doch die Vorstellung, sich (beziehungsweise ihr bestes Stück) unters Messer zu legen, löst bei den meisten Männern Kastrationsängste aus – selbst wenn der Eingriff längst ohne Skalpell durchgeführt wird. Dazu kommt die Sorge, impotent zu werden oder zu verweiblichen. Tatsache ist allerdings, dass eine Vasektomie zu keinen Veränderungen in der Hormonproduktion führt und keinerlei Einfluss auf Libido, Erektionsfähigkeit und Potenz hat. Auf den Punkt gebracht, heißt das: Was vorher stand, steht nachher auch.

Und wer zu guter Letzt erkennt, dass Nachwuchs doch noch auf der persönlichen Wunschliste steht, hat immerhin eine

Fünfzig-Prozent-Chance, den Eingriff wieder rückgängig zu machen. Die Möglichkeit einer künstlichen Befruchtung liegt sogar bei hundert Prozent, denn Spermien werden auch nach einer Sterilisation gebildet.

Unerfüllbar erscheint dagegen das Versprechen einer Pille für den Mann, obwohl sie bereits 1997 im »Weimarer Manifest zur männlichen Empfängnisverhütung« für die nahe Zukunft angekündigt worden war. Mittlerweile weiß man, dass es hormonelle Kontrazeptiva in Tablettenform für Männer wahrscheinlich nie geben wird. Vielleicht aber Hormonspritzen oder Kombinationsmethoden wie jene, die gerade von der WHO in einer bis 2012 laufenden Studie erprobt werden. In jedem Fall wird es aber noch eine Weile dauern, bis der erste Mann damit Sex ohne Folgen garantieren kann.

Vielleicht stehen die Pharmakonzerne, wie »Pillenvater« Carl Djerassi vermutet, aber auch nicht mit vollem Elan hinter der Forschungsarbeit. Schließlich ist das Risiko von Haftungsklagen verhütender Männer, die nach zwanzig oder dreißig Jahren den Hersteller für ihre vergrößerte Prostata oder ihre nachlassende Libido verantwortlich machen, nicht von der Hand zu weisen.

Auch von Frauenseite kommt diesbezüglich weit weniger Druck als man erwarten könnte. Was daran liegen mag, dass Vertrauen zwar gut ist, Kontrolle aber besser. Schließlich gilt: Selbst wenn ER die Pille schluckt, muss SIE die Folgen etwaiger Verhütungsfehler (aus-)tragen.

19 Bordsteinschwalben oder: Mann auf Freiersfüßen

Kaum ein Mann ist bereit zuzugeben, dass er es nötig hat, für Sex zu bezahlen. Doch die einschlägigen Inserate, bezeichnenderweise oft in seriösen Familienzeitungen platziert, strafen die Herren der Schöpfung Lüge: Das älteste Gewerbe der Welt boomt – und die Freier stehen Schlange.

Als Frau schaut man da gerne weg. Im wortwörtlichen Sinn, wenn die Damen der Nacht – und immer öfter auch des Tages – ganz real ins Blickfeld rücken. Im übertragenen Sinn, wenn es darum geht, im eigenen Partner den potentiellen Sexkäufer zu erkennen.

Vielleicht ist er dem Reiz der Bordsteinschwalben ja tatsächlich noch nie erlegen. Ausnahmen bestätigen schließlich die Regel. Glaubt man allerdings den Expertinnen der Prostituierten-Organisation Hydra e. V., nehmen in Deutschland bis zu drei Viertel aller Männer käufliche Liebesdienste in Anspruch. Für Österreich und die Schweiz gibt es keine entsprechenden Zahlen. Doch selbst nach vorsichtiger Schätzung von Prostitutionsexperten dürfte zumindest jeder fünfte Mann zwischen Aachen, Winterthur und Zwettl schon ausprobiert haben, was den vielbesungenen Unterschied zwischen Heiliger und Hure ausmacht. Und hat für Sex bezahlt – im Nachtclub oder am Straßenstrich, im Stundenhotel oder im Edelpuff, für eine Gelegenheitshure oder eine professionelle Escort-Service-Begleiterin.

Ob 20, 40 oder 75 Prozent – Tatsache ist jedenfalls, dass weit mehr Männer zu Prostituierten gehen, als Frauen wahrhaben (möchten). Und weil das so ist, hält auch die Ausrede nicht länger, dass es nur die ganz Jungen und die ganz Alten, die Häss-

lichen und die Dummen, die Perversen und die Alleingelasse-
nen tun.

Ganz im Gegenteil: Der »typische« Freier ist Otto Normal-
verbraucher – und damit absolut »untypisch«. Er ist zwischen 16
und 100 Jahre alt; Arbeiter oder Angestellter, Manager oder
Freiberufler; er lebt meist in einer festen Beziehung, manchmal
aber auch nicht; er ist katholisch, Moslem, Jude oder evange-
lisch; er steht politisch links, ist Christdemokrat oder Liberaler;
er hat Kinder oder keine, verdient viel oder wenig, hat zahlreiche Interessen oder kaum welche. Kurz: Er könnte Ihr Bruder
sein oder Ihr Freund, Ihr Vorgesetzter, Ihr Kollege, Ihr Beicht-
vater – oder aber der Mann an Ihrer Seite.

Der letzte Gedanke ist nicht nur irritierend, sondern auch
schmerzhaft. Vor allem, wenn sich der Verdacht erhärtet und
eine ganze Latte von Fragen aufwirft: Was, um Himmels willen,
sucht (m)ein Mann bei einer Hure? Was fasziniert ihn so an Sex,
der anonym und ohne jede seelische Gefühlsregung abläuft.
Welche Wünsche werden ihm dort erfüllt? Welche Perversionen
lebt er aus? Was bekommt er von einer Prostituierten, was er
anderswo nicht zu bekommen glaubt?

Die umfangreiche »Freier«-Studie der Soziologen Doris Vel-
ten und Dieter Kleiber, durchgeführt im Auftrag des Bundes-
gesundheitsministeriums, in der mehr als 600 Sexkäufer über
ihre Vorlieben und Erfahrungen befragt wurden, gibt eine recht
gute Vorstellung von den erstaunlich unspektakulären erotischen Wünschen des männlichen Geschlechts. Denn an erster
Stelle der Beliebtheitsskala stehen keine exotischen Stellungen,
sondern ganz normaler Geschlechtsverkehr. Zwei Drittel aller
Männer zahlen beim käuflichen Sex darüber hinaus bereitwillig
für Fellatio, ein gutes Viertel probiert hin und wieder auch ext-
ravagantere Sexvarianten, die von Wasserspielen über Fesse-

lungen bis zu harten Sadomaso-Techniken reichen. Analverkehr liegt erstaunlicherweise am unteren Ende der erotischen Hitparade.

Nach dem Grund ihres Seitensprungs befragt, gaben die meisten Männer schlicht und einfach an, dass sie Abwechslung vom Beziehungsalltag suchten und komplikationslosen, schnellen Sex wollten, kurz: ein Geschäft mit klaren Regeln – nicht mehr und nicht weniger. Der englische Schriftsteller Graham Greene dürfte dem Durchschnittsfreier aus der Seele gesprochen habe, als er in seinem Tagebuch notierte: »Der Job einer Prostituierten ist es zu befriedigen. Eine Geliebte dagegen muss befriedigt werden. Es spricht also einiges für Affären mit bezahlten Gefährtinnen.«

Domenica, die im Februar 2009 verstorbene Grande Dame der deutschen Hurenszene, stieß in ihrem langen Liebesleben auf fünf Männertypen, die es besonders häufig zu den Damen des horizontalen Gewerbes zieht. Den Fröhlich-Unbeschwerten charakterisierte sie als einen Sunnyboy, der weder lange über die Leistung diskutiert noch um den Preis feilscht. Kaum ist er im Zimmer, wirft er schon die Kleider von sich – und los geht's. Der Schüchterne tut dagegen so, als hätte er eigentlich überhaupt kein Interesse. Sein Anzug ist eine Rüstung, seine Gleichgültigkeit Selbstschutz. Er ist in seiner Rolle als Mann verunsichert und wünscht sich nur eines – einmal passiv sein zu dürfen und trotzdem begehrt zu werden. Auch der Ängstliche will verführt und gleichzeitig bestätigt werden. Denn er hat tatsächlich Angst: vor Frauen, vor Sex, vor sich selbst. Und braucht daher jene vorbehaltlose Akzeptanz und Affirmation, die erfolgreiche Prostituierte in der Regel ihren Kunden entgegenbringen. Der Plump-Obszöne ist als Kunde (fast) perfekt. Denn er will nur seine Nummer abziehen, ganz ohne Vor- und Nachspiel. Als Partner ist er hingegen eine Strafe: Weil er jede Frau für eine Hure hält, benimmt er sich auch zu Hause wie ein Freier. Anders der Fetischist. Er will (und kann) seine Partnerin mit seinen Phantasien nicht belästigen – sei es nun mit dem Wunsch, Frauenkleider oder Gummiwäsche zu tragen, oder mit der Sehnsucht nach Sklavendiensten. Erfüllung findet er bei Dominas, Stiefelfrauen oder in einschlägigen Clubs, wo spezielle Praktiken geboten werden – und keine wie immer geartete Beurteilung erfolgt.

Prostitutionsforscher ergänzen diese Liste noch um vier weitere Typen: den verklemmten Sexkäufer, der unter dem berühmt-berüchtigten Heilige-Hure-Syndrom leidet und glaubt, einer »anständigen Frau« keine »Ferkeleien« zumuten zu können; den lebensfrohen Hedonisten, der im Rotlichtmilieu seine erotischen Phantasien auslebt; den chauvinistischen Frauenverachter, der sich an Frauen rächt und sie ganz bewusst erniedrigen will. Und last, but not least den verhinderten Romantiker, der Verständnis und Nähe sucht, menschliche Zuwendung und persönliches Interesse.

Fällt es Frauen schon schwer genug, diese Motive nachzuvollziehen, so sind die meisten mit der männlichen Definition von »Fremdgehen« endgültig überfordert. So wie Bill Clinton eiskalt behauptete, Oralverkehr hätte mit Sex nichts zu tun, sind nämlich fast alle Freier der Überzeugung, Sex mit einer Hure sei kein Seitensprung.

Tatsächlich erscheint die Vorstellung, als Rivalin gesehen zu werden, vielen Sexarbeiterinnen völlig absurd. Denn was bedeutet Betrug, wenn die »andere« gegen Bezahlung einen Job erledigt, der – trotz aller Intimität – nur eine ganz banale Dienstleistung darstellt? Letztendlich bekommt ein Mann bei einer Hure nur, was er auch bezahlen kann – und dazu gehören weder Leidenschaft noch Sympathie, ganz zu schweigen von Liebe und Lust.

Die Fronten sind also klar – an den Tatsachen ändert sich damit allerdings wenig. Männer gehen seit Urzeiten zu Prostituierten, und so die Welt nicht aus den Angeln fällt, werden sie es auch in Zukunft tun. Dagegen kommt man weder mit Verboten noch mit Protestaktionen an. Es sei denn, die Frauen drehen den Spieß um und halten sich ihrerseits an Callboys und Strichjungen, an Escort-Service-Männer und käufliche Latin Lover. Das könnte den Herren der Schöpfung zu denken geben. Ob es freilich zur erwünschten Entspannung zwischen den Geschlechtern beiträgt, darf ernsthaft bezweifelt werden.

20 Cybersex oder: Die Last der virtuellen Lust

Auf der Bühne stehen, durch eine Wand getrennt, ein Mann und eine Frau, verbunden mit Kabeln, eingepackt in Gummiapparaturen. Sie aktivieren auf einem kleinen Stehpult über eine Tastatur und eine Maus zwei imaginäre Körper, die sich auf dem Bildschirm dreidimensional drehen lassen. SIE »bedient« einen Männerkörper, ER einen Frauentorso.

Sie: *Ich wünsche mir dich mit starken Muskeln an den Schultern (Mausklick) und einem großen, starken Penis* (Mausklick).

Er: *Ich wünsche mir dich mit einer extrem schmalen Hüfte und kleinen Brüsten* (Mausklick).

Sie: *Ich möchte, dass du meine Brüste streichelst.*

Er: (Mausklick)

Sie: *Ja, tiefer, ahhh.*

Er: *Ahh, ahh.*

Sie: AHH, AHHH!

Er: AHHHH, AHHHH!

Die Bilder dieser Performance des norwegischen Künstlers Stahl Stenslie gingen Mitte der neunziger Jahre rund um die Welt und kamen dank Alfred Biolek auch bis in die deutschsprachigen Kabelhaushalte. Das Publikum reagierte irritiert. Was war da gezeigt worden? Bloß eine provokante Kunstaktion? Eine böse Karikatur der »Teledildonik«, des ferngesteuerten Prothesensex? Oder tatsächlich ein Vorgeschmack auf die Erotik des 21. Jahrhunderts?

Das Wort Cybersex machte jedenfalls die Runde, und mit ihm düstere Prognosen. Ernest Bornemann, Sexpapst der siebziger Jahre, prophezeite kurz vor seinem Tod den Wandel von einer Partnergesellschaft in eine Ansammlung bindungsunfähiger, selbstsüchtiger Individuen, die sich mit autistischer Befriedigung zufrieden gäben. Der Berliner Soziologe Alexander Schuller sah die Gesellschaft in einen Haufen masturbierender Monaden zerfallen. Und auch der Trendforscher Matthias Horx ortete eine »Onanisierung der Sexualität«.

Mittlerweile stecken wir mittendrin im 21. Jahrhundert. Und Cybersex ist allgegenwärtig. Wenn auch nicht in der ursprünglich erwarteten Form. Längst ist es möglich, 3-D-Brillen, Tasthandschuhe und Ganzkörperanzüge mit Grafikcomputern zu koppeln und damit das totale Eintauchen in eine virtuelle Wirklichkeit zu erreichen, die komplikationslosen Sex ohne mühsame Pflichtkonversation, ohne ansteckende Krankheiten und ohne das leidige Frühstück danach erlaubt. Doch das Interesse an dieser digitalisierten Ganzkörperreizung ist begrenzt. Zu viel Aufwand für zu wenig Genuss.

Es geht auch einfacher, wie ein Blick in die Statistik beweist. »Sex« ist und bleibt der mit Abstand meistgesuchte Begriff im World Wide Web. Ein Viertel aller Internetanfragen bei Suchmaschinen betreffen pornografische Begriffe. Zwölf Prozent aller Internetseiten bieten einschlägiges Material. Und glaubt man dem »Sexreport 2008«, der größten bislang in Deutschland durchgeführten Sexstudie, so kommen täglich über 250 neue Seiten dazu.

Kein Wunder also, dass der digitale Datenhighway als längster Strich der Welt gilt. Als Garten Eden im Cyberspace, wo (fast) alles erlaubt und (fast) nichts verboten ist. Wo man Chat-Partner findet, Cyber-Flirterinnen und Online-Erotiker. Vor allem aber jede Menge Bildmaterial, das an Deutlichkeit nichts zu wünschen übrig lässt. Denn blanke Busen bringen den Mausfinger schon längst nicht mehr zum Zucken. Hardcorefotos und -filme dafür umso mehr.

Nicht nur Männer gehen regelmäßig auf virtuelle Porno-Surftour. Laut aktuellen Studien scheinen Frauen allerdings Erotik und Pornografie in Textform vorzuziehen, während Männer die bildliche Stimulation brauchen, um in Fahrt zu kommen.

Oder die akustische – in Form von Telefonsex. Wer nächtens durch die TV-Kanäle zappt, bekommt einen guten Eindruck vom breitgefächerten Angebot, das die Männerwelt mit flinken Fingern zum Handy greifen lässt. Ob willige Studentin oder einsame Hausfrau, heiße Blondine oder unersättliche Großmutter – geboten wird, was immer das Kopfkino der Klienten anzuregen vermag. Anonyme »Stöhnbänder« sind ebenso im Programm vertreten wie reale Einzelgespräche. Man(n) kann sich erotische Geschichten vorlesen lassen oder als vermeintlich heimlicher Lauscher agieren, sich an Dirty Talk erregen oder aktiv in eine Telefonsexorgie einklinken.

Hauptsache, die Phantasie wird nicht von der Realität eingeholt. Denn selbst dem geilsten Mann ist vermutlich klar, dass die 90-60-90-Barbie am anderen Ende der Leitung eher Jogginghose und Stricksocken trägt als sündige Nylons und Spitzenstrapse.

Doch das Lustzentrum lässt sich gerne austricksen. Und professionelle Telefonsexarbeiterinnen sind Expertinnen in der Kunst, auch die wildesten und absurdesten Sexträume zu befriedigen. Schließlich werden sie dafür bezahlt, ohne langes Vorspiel verbal zur Sache zu kommen und binnen weniger Gesprächsminuten eine Show abzuziehen, die hält, was Telefonsexanbieter versprechen: eine Nummer, die Erfüllung bringt.

Billig ist das Vergnügen zwar nicht. Aber wie bei den Damen des horizontalen Gewerbes steht auch bei den Verbalerotikerinnen die schnelle und anonyme, vor allem aber unkomplizierte Lustbefriedigung im Vordergrund. Wer den Hörer zur Hand nimmt, wird wunschgemäß akustisch bedient, kann sich bequem zurücklehnen und dabei – je nach Veranlagung – schweigend genießen oder sich lautstark ergießen.

Ganz andere Regeln gelten, wenn die Gesprächspartnerin statt Cash ihr eigenes Vergnügen einfordert. Und statt einer unpersönlichen Geschäftsverbindung plötzlich eine persönliche Beziehung entsteht. Dating- und Chatlines erweisen sich hier als Fundgruben. Passiv sein darf man(n) dann allerdings nicht mehr. Denn die wenigsten Frauen begnügen sich mit einem expliziten Monolog, sondern fordern ihrerseits klare An- und Aussagen. Wer dann nur peinliches Gestottere von sich gibt, bekommt selten eine zweite Chance. Und muss erst recht die kostenpflichtige Telefonsexnummer wählen.

Da geht so mancher doch lieber gleich wieder ins Internet. Und toppt das Dirty talking mit Dirty typing. Profis sind beim Cybersex mit Maus und Tastatur ohnehin eher die Ausnahme als die Regel. In den Chatrooms tummeln sich vor allem Amateure. Und das nicht nur in den Abendstunden, sondern rund um die Uhr.

Ziel des erotischen Mail-Ping-Pongs ist die Erschaffung einer gemeinsamen Phantasiewelt. Wilder Sex am Sandstrand? Ungezügelte Leidenschaft in freier Natur? Alles kein Problem. Lästige Sandkörner und verräterische Grasflecken bleiben schließlich virtuell. Nur die Erregung ist durchaus real. Und mit etwas Glück und gegenseitigem Einfühlungsvermögen durchaus auf gleich (hohem) Niveau. Denn anders als beim Real-Life-Sex lässt sich der finale Akt beliebig lange hinauszögern – und sei es nur, weil die Finger (auch) zum Schreiben benötigt werden.

So gesehen könnte man Cybersex, ob nun am Telefon oder an der Tastatur, als erweiterte Form der Selbstbefriedigung begreifen. Im Beziehungsalltag führt aber auch der virtuelle Seitensprung in vielen Fällen zum Beziehungsdrama.

»Emotional Cheating« nennen die Amerikaner jene Chatroom-Affären, die in puncto Gefühl und erotischer Spannung einem realen Seitensprung in nichts nachstehen. Männer fühlen sich davon weniger bedroht als Frauen. Nur vierzig Prozent der Befragten, die der US-amerikanische Psychologe David Buss im Rahmen einer länderübergreifenden Studie interviewt hat, würde die emotionale Untreue ihrer Partnerin stärker verletzen als die sexuelle Untreue. Dagegen gaben 83 Prozent der befragten Frauen an, auf eine emotionale Bindung ihres Partners zu einer anderen Frau eifersüchtiger zu reagieren als auf einen tatsächlich vollzogenen Beischlaf.

Die Wollust am Computer kann freilich auch zur gegenseitigen Be-Lustigung führen. Denn so manches Paar hat Cybersex schon als probates Mittel gegen die Langeweile im eigenen Bett entdeckt. Und nützt das ungewöhnliche Setting im World Wide Web, um einander neu – und anders – zu begegnen. Wer sich traut, entdeckt schnell: Was man Auge in Auge nicht über die Lippen bringt, wird per Mail zum anregenden Vorspiel für sinn-lich-handgreiflichen Sex weitab vom prophezeiten partner-losen Glückssurrogat der Hightech-Industrie. Was einmal mehr beweist: Auch Trendforscher können irren.

Unsere Lust

21 Maßstab oder:
Intimer Blick unter die Bettdecke

Haben Sie den aktuellen Durex-Report schon gelesen? Den, der verrät, dass sich die GriechInnen mit 164 Sexakten pro Jahr als Koitusweltmeister fühlen dürfen, während die JapanerInnen mit bescheidenen 48 erotischen Begegnungen das Schlusslicht bilden? Und was ist mit der im Auftrag des Erotikkonzerns Beate Uhse im Jahr 2007 erstellten Studie *Sexstyles 2010* des Trendforschers Matthias Horx über die Zukunft der erotischen Kultur? Die uns als überinformierte Einsteiger oder Young Experimental Couples typisiert, als Cool Cats, Pleasure Parents oder High Performers, Lover Ladies oder Sex Gourmets? Aber die wichtigsten Details aus dem bereits erwähnten »Sexreport 2008« sind Ihnen doch vertraut? Wer mit wem und wann und in welcher Stellung und wie oft?

Gratulation an alle, die jetzt drei Mal den Kopf geschüttelt haben! Denn einmal ganz ehrlich: Bringt es uns wirklich weiter zu wissen, dass das Liebesspiel in Nigeria im Durchschnitt 24 Minuten dauert, während in Indien bereits nach flotten 13 Minuten das Finale eingeläutet wird? Dass 66 Prozent der MexikanerInnen, aber nur 24 Prozent der ChinesInnen regelmäßig den Gipfel der sexuellen Glückseligkeit erklimmen? Und dass die vorgeblich prüden SchweizerInnen mit durchschnittlich 5,6 verschiedenen Sexualpraktiken zwar knapp hinter den

ÖsterreicherInnen liegen, aber immer noch weit abwechslungsreicher lieben als die vermeintlich heißblütigen Spanier und Franzosen?

Was anfangen mit diesem Zahlenmaterial, das großteils auf anonymen Umfragen basiert? Wie beim »Durex Sexual Wellbeing Global Survey«, für den zwar 26 032 Männer und Frauen in 26 Ländern befragt wurden – aber letztendlich niemand kontrollierte, wer an der Tastatur saß. Ein paar Jugendliche, die sich einen Spaß daraus machten, Phantasiezahlen um den halben Globus zu schicken? Gelangweilte Dauersurfer, die durch Zufall auf die Umfrageseiten stießen und sich damit die Zeit vertrieben? Auskunftsfreudige Erotomanen mit einem ausgeprägten Drang zum virtuellen Exhibitionismus?

Selbst angenommen, die StudienteilnehmerInnen waren großteils, wer sie vorgaben zu sein. Wie viele von ihnen haben geflunkert? Wo es die Anonymität doch so leicht macht, ein bisschen hochzustapeln. Bei der Koitusfrequenz. Bei der Dauer des Vorspiels. Bei der Zahl der Orgasmen.

Letztendlich muss nicht einmal gelogen werden, bis sich die Bettbalken biegen, um zu fragwürdigen Zahlen zu kommen. Dafür sorgt schon der Durchschnittswert. Der sagt nämlich alles aus – und nichts. Die einen fallen täglich übereinander her – frisch verliebt, vermutlich. Die anderen begnügen sich mit dreimal im Monat. Und manche können am Jahresende mit den Fingern einer Hand Bilanz ziehen. Im Durchschnitt haben dann alle Deutschen und Österreicher zwei-komma-soundsoviel-mal Sex pro Woche. Sagen die Statistiker. Und das gilt dann als Maß aller Dinge – bis das nächste Umfrageergebnis die Titelseiten der Boulevardblätter und Frauenmagazine schmückt.

Eigentlich eine Augenwischerei. Und trotzdem reizt er uns, dieser Blick unter die Bettdecke unbekannter Menschen. Da werden wir zu heimlichen Voyeuristinnen und zu lüsternen Spannern. Befriedigen unsere Neugier nach intimen Details aus fremden Schlafzimmern. Und übersehen dabei, was der ganze Ziffernsalat mit unseren Köpfen und Herzen anstellt.

Ganz unbeeindruckt bleibt nämlich niemand von all den Zahlen, Daten und angeblichen Fakten. Zwar will keiner durchschnittlich sein – aber zum guten Durchschnitt wollen wir gerade in Sachen Sex schon gehören. Idealerweise sogar ein bisschen darüber liegen. Bloß nicht deutlich darunter. Denn das würde ja auf ein Manko hindeuten, auf einen Mangel oder sonst eine Form von »underperformance«, wie das auf Neudeutsch so schön heißt.

Also fangen wir an zu vergleichen. Unbewusst zunächst. Weil uns diese verflixten zwei-komma-soundsoviel-mal nicht mehr aus dem Kopf gehen. Dann fangen wir an (zurück-)zurechnen. Schon ein wenig bewusster, denn wer führt schließlich Buch über die eigene Beischlaffrequenz. Wenn der Wert dann bei zwei-komma-irgendwas-plus liegt, atmet das Unbewusste erst mal tief durch. Hürde genommen, Examen bestanden!

Aber wehe, der Wert liegt unter dem magischen Schnitt. Was kümmert es dich, sagt der Kopf, du bist schließlich ein Individuum, dein Partner ist es auch, und was zählt, ist doch nur, dass es euch als Paar gut geht. Das sollte dir wirklich zu denken geben, widerspricht der Bauch vehement, du weißt doch – nachlassende Leidenschaft signalisiert den Anfang vom Ende, und früher hattet ihr viel mehr Lust aufeinander und vielleicht stimmt ja wirklich was nicht mehr in eurer Beziehung. Wenn doch alle anderen so lange und so oft …

Spätestens jetzt sollte ein großes Stoppschild vor Ihrem inneren Auge auftauchen und dem Bauchmonolog ein jähes Ende bereiten. Viel zu schnell setzen Sie sonst eine Negativspirale in

Gang, bei der Lust mit Leistung verwechselt wird – und Leidenschaft mit Beischlafquote. Bei der die Lebendigkeit einer Beziehung an der Orgasmushäufigkeit gemessen wird – und das horizontale Vergnügen zum normierten Pflichtprogramm wird.

Doch beim lustvollen Sex geht es weder um Pflicht noch um Quote, nicht um Quantität und schon gar nicht um einen Wettbewerb nach der Devise: »Wer hat die größte Libido, den geilsten Sex, die vielfältigsten Stellungen und die häufigsten Höhepunkte?«

Im Prinzip ist es ganz einfach. Es gibt keinen »normalen« Sex. Keine »normale« Zeit für Vorspiel, Hauptspiel, Nachspiel. Keine Anzahl an Orgasmen, die Mann oder Frau erreichen muss, um der »Norm« zu entsprechen. Keine Sexpraktiken, die »normalerweise« zum Liebesspiel gehören. Und schon gar keine Vorgaben darüber, wie oft man Lust aufeinander haben darf, kann oder muss, um als »normal« zu gelten.

Sex and the City ist definitiv keine Universum-Dokumentation! Die erotischen Feuerwerke in Hollywoodfilmen entsprechen dem Realitätsgrad einer Julia-Romanze. Und wenn Promis von ihrem Überdrüber-Sexleben schwärmen, ist das so ernst zu nehmen wie ein Horoskop in *Krone* und *Bild*.

Zugegeben, es ist nicht ganz einfach, sich ausgerechnet beim Thema Sex nicht an dem zu orientieren, was Tag für Tag auf uns einströmt – über die Medien, über die Werbung, über Bücher, Bilder & Co. Doch der Kopf hat recht – es geht beim Sex nicht um Konformität, sondern um Individualität. Nicht darum, gesellschaftlichen Normen zu folgen, sondern herauszufinden, was die eigenen Wünsche, Bedürfnisse und Sehnsüchte sind.

Beim Essen tun wir uns da viel leichter. Wir wissen ziemlich genau, was uns schmeckt und was nicht. Welche neuen, exotischen Gerichte wir ausprobieren wollen und worauf wir dankend verzichten können. Wir erkennen, wann es Zeit wird, wieder mal ein kulinarisches Experiment zu wagen. Und lassen uns dann gerne von Profis inspirieren. Aber wir spüren auch, wann wir Soulfood brauchen, das Geborgenheit vermittelt und die Seele tröstet. Und wir merken, wann ein paar Fastentage angebracht sind, nach denen ein frischpolierter Apfel besser schmeckt als die teuerste Delikatesse der Welt.

Warum nicht auch beim Sex? Schließlich haben Erotik und Gourmandise vieles gemeinsam: die Lust am sinnlichen Vergnügen, die Entdeckungsreisen mit Händen, Augen, Zunge und Ohr, die kleinen und großen Höhepunkte. Vor allem aber die individuellen Vorlieben, die jedes Essen – und jede sexuelle Begegnung – einzigartig machen.

So gesehen lässt sich sogar der Sexstyle-Studie von Matthias Horx etwas abgewinnen – auch wenn man sich weder als Cool Cat noch als High Performer fühlt. Denn das Fazit des Trendforschers lautet kurz und bündig: »Inszenierung und Individualisierung werden zu wichtigen Komponenten des Liebeslebens.«

Was nichts anderes heißt als: Guter Sex ist Sex, der beiden guttut. Unabhängig davon, wann, wie, wo und wie oft!

22 Erotikknigge oder: Muss Sex politisch korrekt sein?

»Während Männer früher um ein Gespräch baten, wenn sie in Wahrheit nur Sex wollten, fühlen sie sich heute gezwungen, um Sex zu bitten, wenn sie eigentlich nur ein Gespräch wünschen«, behauptet die scharfzüngige britische Kolumnistin Katherine Whitehorn.

Und bringt damit das Dilemma aller Paarungsfreudigen im dritten Jahrtausend auf den Punkt. Einerseits sind die »neuen Spielregeln« zwischen den Geschlechtern in aller Munde, andererseits weiß niemand so genau, was damit eigentlich gemeint ist. Gibt es ihn wirklich, den Sexknigge für die Generation Post-Millennium? Existiert eine erotische Etikette – quasi als Pendant zur virtuellen Netiquette im World Wide Web –, die festlegt, was politisch korrekt ist? Und wenn ja – sollten Sex und alles, was mit Lust und Leidenschaft zu tun hat, überhaupt politisch korrekt sein?

Vermutlich hatten Männer und Frauen zu allen Zeiten mit Hoffnungen und Ängsten zu kämpfen, sobald sie die Pubertät hinter sich gelassen und ins Balzstadium eingetreten waren. Die gängigen Konventionen boten zwar einen gewissen Rückhalt, aber sie machten einem das Leben nicht unbedingt leichter. So existierte bei der Partnersuche bis in die fünfziger Jahre des vorigen Jahrhunderts eine eindeutige Rollenverteilung: ER ergriff die Initiative, SIE wartete ab. Auch die darauffolgenden Schritte waren klar und übersichtlich: eine feste Beziehung mit dem Ehebett als Endstation. Wenn man ES vor der Hochzeit tat oder gar ein Kind unterwegs war, wurde ein Muss daraus. Wenn frau Sex mit mehreren Partnern hatte, galt sie als Flittchen, wenn man(n) Sex mit mehreren Partnerinnen hatte, galt er als toller Hecht.

Die starren Regeln sind gebrochen. Heute kann auch *sie* hinter *ihm* her sein, wenn sie Lust darauf hat. Selbst wenn ihr nicht ganz wohl dabei ist und ihm genauso wenig ... obgleich ihm ja eigentlich der Gedanke zusagt, dass die Kosten geteilt werden, und er eine sexuell offensive Frau durchaus erotisch findet ...

ausgenommen in den Momenten, da er sich bedrängt fühlt und sie ihn unter Druck setzt ... obwohl sie natürlich alles andere als zudringlich sein wollte, Gott bewahre ... aber jetzt hat sie es ohnehin satt, stets die Initiative übernehmen zu müssen ... hätte sie sich doch nur einen Mann gesucht, der die Dinge selbst in die Hand nimmt ... wenn solche Typen auch dazu neigen, eine Frau nicht ganz für voll zu nehmen und zu bevormunden ... so dass sie nun wieder nicht ganz sicher ist ... genauso wenig wie er ... weshalb beide hoffen, sich irgendwie durchzuwursteln ... oder doch nicht?

Tatsache ist: Die tradierten Konventionen haben ihre Geltung verloren. Aber gewisse Grenzen und Spielregeln existieren immer noch. Fragt sich nur, welche, wann und wo?

Sie darf ihn verführen – aber nur, solange er sich dabei nicht in seiner Männlichkeit angegriffen fühlt? Längst muss er einer heißen Nacht nicht mehr gleich einen Heiratsantrag folgen lassen – aber was kommt stattdessen? Und wenn er nicht mag, darf er einfach nein sagen oder muss er einen Migräneanfall vortäuschen?

Dass zwar vieles möglich, aber nicht alles auch erlaubt ist, macht Liebe, Lust & Leidenschaft im neuen Jahrtausend zu einem Hochseilakt – für beide Geschlechter.

So emanzipiert viele Frauen im beruflichen Alltag auch sind: Nur wenige fühlen sich der Herausforderung gewachsen, aktiv auf Partnerjagd zu gehen, um unter all den Rabauken, Schwerenötern, Machos, Angebern und Muttersöhnchen jenes Goldstück zu finden, das sich als Mann fürs Leben entpuppt. Da treten wir lieber in Großmutters Fußspuren, träumen à la Pretty Woman vom Prinzen auf dem weißen Ross, lassen uns ganz altmodisch (ver-)führen und spielen, je nach Veranlagung, die Liebesbedürftige oder den Vamp, das scheue Rehlein oder die Unerreichbare.

Auch viele Männer sind janusköpfig. So aufgeschlossen sie im Alltag sein mögen: Sobald eine Frau in die Kategorie »potentielle Partnerin« fällt, wollen sie aller Gleichberechtigung zum Trotz Ort, Zeit und Dramaturgie der Verführung selbst bestimmen. Fühlen sich ihrer Männlichkeit beraubt, wenn ihnen die Initiative entrissen wird, oder sind schlichtweg verwirrt, wenn die Dinge anders laufen als erwartet.

Das Dilemma des »neuen« Mannes: Angesichts einer sinnlich-provokanten Frau fühlt er sich gleichzeitig hingerissen und abgestoßen, gelockt und bedroht. Er mag von einer Sirene geträumt haben, die ihn erobert. Doch wenn sie vor ihm steht, mit Feuer in den Augen und einem frechen Spruch auf den Lippen, verschlägt es ihm vor so viel offensiver Erotik die Sprache – und manchmal auch die Lust.

Steht nur ein One-Night-Stand im Raum, unverbindlich und folgenlos, sieht die Sache freilich anders aus. Die US-amerikanischen Psychologen Russell Clark und Elaine Hatfield ließen Männer von einer ihnen unbekannten Frau mit folgenden Worten ansprechen: »Hallo, Sie sind mir aufgefallen, und ich finde Sie sehr attraktiv. Hätten Sie Lust, mit mir zu schlafen?« 75 Prozent fühlten sich geschmeichelt und nahmen das unmoralische Angebot der Fremden ohne Wenn und Aber an. Von den Frauen, die ein attraktiver Mann mit demselben »Aufriss-Satz« konfrontierte, war übrigens keine bereit, dem fremden Lockvogel ins Bett zu folgen.

Was heißt das nun für den erotischen Knigge 2010?

Dass sich in Wirklichkeit weit weniger geändert hat, als es den Anschein hat. Beispiel Flirt. Zahlreiche Untersuchungen belegen, welche weiblichen Verhaltensweisen bei Männern verschärftes, instinktgesteuertes Interesse auslösen. Lächeln, sich durch die Haare fahren, mit einem Glas spielen, den Körper recken – das sind die klassischen, nonverbalen Aufforderungen, die modernen Frauen oft reichlich albern und unemanzipiert erscheinen. Dann müsste frau sich aber auch darüber ärgern, dass der Himmel blau und das Gras grün ist. Denn die Partnersuche funktioniert nach archaischen Gesetzen, die nicht innerhalb weniger Jahrzehnte ihre Gültigkeit verlieren, nur weil wir heute anders über Rollenverteilung denken. Dass die altmodische Flirttechnik, so plump sie auch sein mag, immer noch wirkt, hat einen weiteren Grund: Vom anderen Ende der Bar oder des Zimmers sind weder der hohe Intelligenzquotient noch der sprühende Geist erkennbar – Augen-Blicke und Haar-Spiele dagegen schon.

Was sich tatsächlich geändert hat: Frau kann und darf den verbalen Auftakt machen. Dabei gilt als Grundregel »je einfacher, desto besser«, denn die Bedeutung der ersten Worte wird maßlos überschätzt. Sie darf auch die Initiative ergreifen, nach seiner Telefonnummer und Mailadresse fragen oder ihm ganz ungeniert die eigene Karte hinlegen mit der Aufforderung, doch mal anzurufen. Dann sollte sie allerdings auch nonchalant einen Korb wegstecken können. So viel Souveränität muss sein.

Die ist auch in den Tagen nach dem ersten Kennenlernen gefragt. Abwarten – oder selbst aktiv werden? Vielleicht ist ER ja ein »neuer« Mann und lässt der Frau ganz bewusst genug Freiraum, um den ersten Schritt zu tun? Möglicherweise ist das Interesse aber auch ziemlich einseitig. Das herauszufinden, glich früher einer Zitterpartie. Heute erlaubt Herr Knigge, was vor kurzem noch verpönt war: Einen kurzen Anruf, eine kurze Mail, um zu klären, ob die Gefühle auf Gegenseitigkeit beruhen – oder ob frau den (geordneten) Rückzug antreten soll.

Und wenn es weitergeht? Dann können wir froh sein, nicht in den USA zu leben. Denn dort hat die Forderung nach politisch korrekter Erotik dazu geführt, dass nicht mal mehr geküsst wird, wenn man sich nicht vorher vergewissert hat, dass der Kuss auch erwartet und erwünscht ist. Anderenfalls droht eine Klage wegen »sexual harassment« – sexueller Belästigung.

In good old Europe beschränkt sich die aktuelle erotische Etikette ab dem ersten Date auf zwei Schwerpunkte. Kondome sind (nicht nur) in der Premierennacht Pflicht. Umso besser, wenn beide eines dabeihaben. Und ganz egal in welchem Stadium der körperlichen Annäherung sich ein Paar auch befinden mag – im Sinne der Gleichberechtigung gilt: Ein Nein ist ein Nein und kein Vielleicht. Egal, ob von Mann oder Frau.

23 Premierenfieber oder: Was heißt schon »gut im Bett«?

Ob mit 16, 30 oder 55: Das erste Date, der erste Kuss und die erste Nacht mit einem oder einer »Neuen« gehen unter die Haut. Und legen auch bei souveränen Frauen und selbstbewussten Männern die Nerven blank. Vorausgesetzt, es geht um mehr als eine schnelle Nummer oder einen unverfänglichen Urlaubsflirt.

Gegen die Schmetterlinge im Bauch lässt sich ebenso wenig tun wie gegen akute Anfälle von Selbstzweifel. Einziger Trost: Nervosität, Herzrasen und Panikattacken gehören beim »ersten Mal« einfach dazu. Und falls alles schiefgeht, was nur schiefgehen kann, hat man später wenigstens guten Stoff für eine amüsante Anekdote.

Doch was steckt hinter diesem Premierenfieber? Wieso fühlt sich so manches Date an, als wäre es ein herausforderndes Vorstellungsgespräch, bei dem mit jeder Menge Fußangeln zu rechnen ist? Was ist so schwer daran, ganz cool und locker zu bleiben, authentisch zu sein – und sich trotzdem von seiner Schokoladenseite zu präsentieren?

Es ist die banale Frage: »Bin ich gut im Bett?« Und die stellen sich jede und jeder irgendwann. Eher früher als später, wie eine kurze Recherche auf Google belegt. Denn selbst Teenager-Webseiten bieten ihn schon an, den ultimativen »LiebhaberInnen-Test«. Die deutsche *Mädchen-Community* begnügt sich mit 13 Fragen, um jugendliche Neugier zu stillen. Bei *testedich.de* wird bereits nach 15 Fragen die »schonungslose Wahrheit« enthüllt. Und *menshealth.de* verleiht interessierten Männern nach 16 Antworten im Multiple-Choice-Verfahren ein »Sexabzeichen« in Gold, Silber oder Bronze. Denn Leistung, so die Herren vom Dienst, muss sich lohnen – auch im Bett.

Womit die entscheidenden Stichworte gefallen sind. Leistung. Im. Bett.

Eine Wortfolge, die so eigentlich gar nicht da stehen dürfte. Denn was soll das heißen: Leistung im Bett? Von welcher Performance ist da die Rede? Von der Pflicht? Von der Kür? Gibt es dafür eine Wertung wie beim Eistanz in den Kategorien Technik, Timing, Kreativität und Schwierigkeitsniveau? Oder wie beim Bodybuilding, wo Größe, Länge und Umfang der Muskeln den Ausschlag geben? Wer sind die Wertungsrichter? Und womit wird sie belohnt, die Leistung, die sich lohnen muss? Mit mehr Lust? Mehr Sex? Mehr Selbstbewusstsein? Oder nur mit noch mehr Leistungsdruck?

Einfach ignorieren ist leider nicht drin. Es sei denn, man lebt bei den sieben Zwergen hinter den sieben Bergen, kommt weder mit digitalen noch mit audiovisuellen Medien in Berührung und braucht keinen Vergleich zu fürchten.

Denn wer (sich) fragt, wie gut sie beziehungsweise er im Bett ist, fragt ja in Wirklichkeit: Bin ich genauso gut wie andere? Kann ich mithalten mit all den Traumfrauen und Supermännern? Werde ich den Ansprüchen gerecht? Und gibt mir meine neue Flamme eine Bestnote, oder lande ich weit abgeschlagen unter »ferner liefen«?

Der Vergleich mache Sie sicher, verspricht die Werbung. Wenn es um Lust und Leidenschaft geht, gilt das Gegenteil: Der Vergleich macht uns unsicher!

Weil es, anders als in der Warenwelt, keine Qualitätskriterien gibt. Außer jenen, die ein Mensch, ganz individuell, an sich selbst und seinen Partner oder seine Partnerin stellt. Mit wem also wollen wir uns vergleichen – oder vergleichen lassen? Vorgängerin oder Vorgänger sind denkbar schlechtes Vergleichsmaterial. Weil im Normalfall aus Kränkung negativ überzeichnet oder von der Erinnerung verklärt. Und alles andere ist bestenfalls Wissen aus dritter Hand, Hörensagen oder bloße Vermutung. Denn außer im Swingerclub oder bei Orgien sind Beischlafzeugen eher die Ausnahme. Und selbst ein Dritter im Bunde könnte höchstens über die Quantität, aber nichts über die Qualität der erotischen Begegnung aussagen.

Trotzdem gibt es sie, die Mär vom »perfekten Liebhaber«. Doch was kennzeichnet ihn? Ist ein Mann gut im Bett, wenn er zumindest drei Liebesfibeln kennt? Wenn er die Stellungen öfter wechselt als die Single-CDs im Player? Wenn er einfühlsam und zärtlich ist? Fordernd und dominant? Oder geduldig darauf wartet, dass frau ihm sagt, was sie sich wünscht?

Ja und nein und vielleicht. Sicher ist nur eines: Das Schulnotensystem funktioniert nicht, wenn es um horizontale Fertigkeiten geht. Denn was für sie gut (oder gar perfekt) ist, kann jede Frau nur ganz subjektiv festlegen. Und selbst diese Definition ändert sich mit den Jahren, den erotischen Erfahrungen und der Bereitschaft, sich auf immer neue Facetten der Lust einzulassen.

Über ein paar grundlegende Dinge sind sich allerdings die meisten Frauen einig: Ohne sexuelle Anziehungskraft funkt (und funktioniert) gar nichts. Da kann Man(n) ein noch so guter Techniker sein – wenn die Chemie nicht stimmt und das Kribbeln im Bauch ausbleibt, nützt selbst der gekonnte Griff ins pralle Leben wenig. Auch die Ausstattung sollte, allen barmherzigen Legenden zum Trotz, eher Marke Helmut Lang als Calvin Klein sein. Denn obwohl ein Prachtstück kein Garant für himmlische Genüsse ist, sorgt ein zu kleiner Freund nur selten für große Höhepunkte. Last, but not least sind Sensibilität und Phantasie gefragt, Experimentierfreudigkeit, Genussfähigkeit und Lust an der Liebe. Schließlich ist nichts so erregend wie ein Mann, in dessen Armen sich eine Frau wie Venus höchstpersönlich fühlt.

Auf den Punkt gebracht heißt das für viele Frauen: Ein Mann ist gut im Bett, wenn er ihr mit Worten und Taten zeigt: Ich begehre DEINEN Körper – und habe großes Vergnügen daran, dich zu entdecken, zu verwöhnen, zu befriedigen. Wobei gar nicht so ausschlaggebend ist, was er macht, sondern wie er es macht. Mit ansteckender Begeisterung nämlich und mit so viel sicht- und hörbarem Vergnügen an ihrer Lust, dass erst gar keine Zweifel aufkommen.

Anders bei vielen Männern, für die gilt: Eine Frau ist gut im Bett, wenn sie ihm deutlich macht: Ich fühle mich wohl in MEINEM Körper – weiß, was mir wirklich Lust bereitet, und habe großen Spaß daran, diese Lust mit dir zu teilen.

Schließlich vermag selbst der engagierteste Mann keine Wunder zu vollbringen ohne eine Frau, die zeigt und sagt, was ihr gefällt. Die ihren Körper gut genug kennt, um sich selbst zum Höhepunkt zu bringen und ihrem Bett- und Spielgefährten im entscheidenden Moment zur Hand zu gehen. Die manchmal egoistisch genug ist, um sich einfach verwöhnen zu lassen und zu nehmen, ohne das Gefühl zu haben, alles Gute gleich zurückgeben zu müssen. Und die zu anderen Zeiten mit ihren Reizen spielt, gemeinsame Grenzen auslotet und seine erotischen Wunschträume erfüllt – mal kokett und hingebungsvoll, mal verrucht und lasziv.

Erst wenn eine Frau im Bett ebenso spontan und offen sein kann, wie sie es vom Mann ihrer erotischen Träume erwartet, wird sie den Liebhaber finden, der perfekt zu ihr passt. Oder ihren Partner dazu machen. Denn auch mit weniger versierten Bettgefährten lassen sich erfreuliche Lustwerte erreichen. Steckt doch in den meisten Männern wesentlich mehr Potential zum »perfect lover«, als sie sich träumen ließen. Und in den meisten Frauen mehr erotische Energie, als ihnen bewusst ist.

Die Kunst besteht darin, beides zu erkennen und an die Oberfläche zu holen. Was freilich länger dauert als eine Nacht. Bei ihr – und auch bei ihm. Wenn das große Feuerwerk beim ersten Mal ausbleibt, hilft die alte Theaterweisheit, dass Premieren immer ein Vabanquespiel sind. Nicht umsonst bevorzugen eingefleischte Theaterfans die zweite oder dritte Vorstellung. Weniger Applaus, zugegeben, dafür eine bessere Performance. Und mehr Genuss.

24 Wonneworte oder: Let's talk about Sex

Nichts ist so einfach, wie in der Theorie über Sex zu sprechen. Und nichts ist so schwierig, wie dem Partner offen zu sagen, was man im Bett wirklich will. Trotzdem lohnt es sich, über den eigenen Schatten zu springen und die richtigen Worte zu finden. Das Bett ist schließlich kein heiliger Ort des Schweigens. Und guter Sex ist kein Wunder. Er fühlt sich nur so an.

Das wirklich Wunderbare beim lustvollen Miteinander ist ja die Tatsache, dass es immer wieder neu und immer wieder anders ablaufen kann. Vorausgesetzt, wir teilen unsere Vorlieben. Und wir teilen sie einander auch mit.

Trotzdem wird die Devise »Reden ist Silber, Schweigen ist Gold« nirgendwo so hartnäckig hochgehalten wie im Bett. Die verbale Zurückhaltung verwandelt sich freilich schnell in ein Eigentor: Wer nicht sagt, was er will, wird es auch nicht bekommen. Denn Liebhaber (und Liebhaberinnen), die unsere geheimsten Wünsche erraten, sind so selten wie ein Treffer bei 6 aus 45.

Anders als beim Lotto haben wir unser Glück in Sachen Sex aber selbst in der Hand. Oder, besser gesagt, im Mund. Was fehlt, sind der Mut und das Vokabular, die Wünsche auch in Worte zu kleiden. Statt Klartext zu reden, flüchten wir uns in Umschreibungen. Dann heißt es: Es war so schön, wie du mich da unten gestreichelt hast! Aber wo genau? Zwischen den Zehen? Hinter den Kniekehlen. Oder doch auf der Klitoris?

Dass es uns so schwerfällt, die richtigen Worte und Bezeichnungen zu finden für »mein Dingsda« und »dein »Dingsda«, hat mit einem klassischen Teufelskreis zu tun: Nur was man kennt, benennt man. Nur was man benennt, kennt man …

Tatsächlich kennen (und benennen) wir vieles nicht. Mit gutem Grund: Wir lernen, indem wir anderen zusehen und mit ihnen reden. Wir lernen durch offizielle und inoffizielle Lektionen und durch unzählige Beobachtungen.

Wir lernen alles – außer Sex. Denn für den gilt eine lustfeindliche Zensur. Was das Zusehen betrifft, sowieso. Aber auch, was das Darüberreden betrifft.

Bücher wie Alex Comforts *The Joy of Sex* oder David Reubens *Was Sie schon immer über Sex wissen wollten* brachen zumindest theoretisch mit den ärgsten Tabus. Frauen wie Shere Hite und Ruth Westheimer, aber auch TV-SexpertInnen wie Erika Berger mit *Liebe Sünde* und Lilo Wanders mit *Wa(h)re Liebe* haben in den letzten dreißig Jahren ihre errötenden Leser und Zuhörer aus dem finsteren Mittelalter der sexuellen Kommunikation ins helle Licht des 21. Jahrhunderts gezogen.

Wir bringen es heute fertig, Vagina und Penis zu sagen, ohne dabei zu kichern, und schaffen es, unserem Partner zu gestehen, dass wir gerne einmal etwas anderes probieren würden. Aber wir können dieses Andere nicht wirklich benennen. Also verlassen wir uns auf das größte Märchen, das jemals über Sex und Lust erfunden wurde: dass nämlich echte Liebe keine Worte braucht und sich vertraute Partner mit Blicken verständigen können.

Der Irrtum ist in doppelter Hinsicht fatal. Zum einen ist auch der einfühlsamste Mensch nicht in der Lage, per Telepathie zu erfahren, was dem Partner wirklich guttut und was nicht. Wenn es darum geht, in den Augen des anderen zu lesen, sind wir – frei nach Heidelinde Weiss – alle Analphabeten. Zum anderen kann sich niemand auf Dauer beim Liebesakt wirklich gehen lassen, wenn seine Gefühle – im wahrsten Sinn des Wortes – nicht zu Wort kommen dürfen.

Doch wie bringt man das »Unaussprechliche« wirkungsvoll über die Lippen? Wie entwickelt man als Paar eine gemeinsame Liebessprache, in der man ebenso locker, unverkrampft und anregend über intime Wünsche und Phantasien sprechen kann wie über kulinarische Vorlieben?

Nur im Klartext nach dem Motto: »Let's talk about Sex«. Welche Worte dabei benutzt werden, muss jedes Paar unter sich ausmachen. Manche fühlen sich mit den korrekten anatomischen Bezeichnungen am wohlsten, andere finden die Fachbegriffe eher abkühlend als anregend. Schwülstige Ausdrücke wie »Liebestunnel« reizen meist zum Lachen, während volkstümliche Umschreibungen wie »Kolben« und »Ritze« eigenwillige Assoziationen auslösen können. Letztendlich gilt: Viele Ausdrücke sind und bleiben inakzeptabel, mit anderen kann man sich im Eifer des Gefechts durchaus anfreunden. Auch Kosenamen, Eigenerfindungen und Codeworte erfüllen ihren Zweck – solange beide dasselbe damit meinen.

Doch woher nehmen, wenn nicht stehlen, wenn es an erotischer Wortgewalt (noch) fehlt? Die einfachste Variante: Ein entsprechendes Wörterbuch kaufen (ja, so etwas gibt es – siehe die *Empfehlungen* am Ende des Buches), oder Sie googeln ganz einfach im Internet. Da finden sich jede Menge Wonneworte. Und dann sollten Sie gemeinsam nicht nur diejenigen Begriffe definieren, die Sie als passend, anregend, aufregend – oder eben abtörnend – empfinden, sondern auch festlegen, wann welcher Ausdruck passt. Denn im Kreis von Freunden ist definitiv eine andere Wortwahl angebracht als in der kuscheligen Schmusephase oder kurz vor einem explosiven Höhepunkt.

Am schwierigsten ist es naturgemäß, den Ist-Zustand zu kritisieren. Denn darauf reagieren Männer wie Frauen gleichermaßen empfindlich. Es kommt also auf das Wie an – und auf das

Wo. Beim »Wie« gilt die alte Sandwichregel: Jede Art von Kritik in Lob verpacken. Also: unten eine Scheibe Lob, in der Mitte positiv formulierte Kritik, kombiniert mit einem konstruktiven Lösungsansatz, und zuletzt noch einmal eine Scheibe Lob obendrauf.

Punkt zwei ist die Location. Die Bettkante ist definitiv der schlechteste Ort für Manöverkritik. Auch im Auto sind solche Themen unangebracht. Die Reaktion auf Sätze wie »Bei dir hatte ich noch nie einen Orgasmus« ist beim besten Willen nicht vorhersehbar und kann von katatonischer Starre bis zum explosiven Wutausbruch reichen – beides am Steuer unerwünscht. Besser ist das eigene Wohnzimmer oder der Küchentisch, für manche Paare auch die Badewanne, wo sich Körperkontakt halten lässt. Der neutralste Ort ist ein Lokal, das zwei Voraussetzungen erfüllt: Tische, die so weit auseinander stehen, dass die Nachbarn ihre Ohren bei sich behalten können. Und Kellner, die nicht alle zwei Minuten beflissen nach weiteren Wünschen fragen.

Viel lustvoller als Kritik anzubringen, ist es freilich, intime Wünsche an den Mann beziehungsweise die Frau zu bringen. Stichwort »Bettgeflüster«. Denn wenn es um heiße Phantasien geht, kann der verbale Austausch zwischen kühlen Laken ausgesprochen reizvoll sein.

Eine Alternative zum forschen Sex Talk in der Horizontalen ist das indirekte Bettgeflüster. Variante eins: Ein Tonträger, auf dem explizit festgehalten wird, was Sie oder Ihr Partner sich so wünschen und der bei passender Gelegenheit ins Autoradio des Adressaten eingelegt wird. Passend heißt in diesem Zusammenhang, dass etwaiges Mithören der sinnlichen Geständnisse durch Beifahrer absolut ausgeschlossen ist. Das gilt natürlich auch für Variante Nummer zwei – ein Telefonat, das an Deutlichkeit nichts zu wünschen übrig lässt. Denn es kann ziemlich animierend sein, schon am Vormittag zu hören, was man abends miteinander anstellen wird.

Sollte das Risiko zu groß (und der Mut für solche verbalen Extravaganzen zu klein) sein, bleibt der Lesezeichen-Trick als dezenteste Möglichkeit, Ihren Wünschen Ausdruck zu verleihen. Ob sinnlich-pornografische Kurzgeschichten oder ein entsprechender Bildband – ein Lesezeichen genügt, um jene Szenen und Fotos zu markieren, die das Kopfkino zum Rotieren bringen. Das Ganze wandert anschließend auf den Nachttisch Ihres Partners und animiert hoffentlich zur Umsetzung der Anregungen. Natürlich mit Bitte um eine »Revanche« – was Ihrem Partner die Möglichkeit bietet, nun selbst die Wunschinitiative zu ergreifen.

Erst einmal auf den Geschmack gekommen, mag so manches Paar mit der wechselseitigen Zeichengebung gar nicht mehr aufhören. Was auf den ersten Blick wie ein kindisches Versteckspiel wirkt, ist nämlich eine Liebeserklärung der besonderen Art. Wer immer ein markiertes Buch verschenkt, sagt dem anderen damit: »Ich teile meine Phantasien mit dir. Und möchte wissen, was dir gefällt. Damit wir die Lust aneinander noch mehr genießen können als bisher.«

25 Lippenbekenntnisse oder: Die Kunst des Küssens

Kein Film, kein Buch, kein Theaterstück ohne leidenschaftliche Kussszenen. Wie wir sie lieben, diese erotischen Beschreibungen, diese sinnlichen Fotos, diese feurigen Auftritte!

Noch mehr lieben wir allerdings die reale Umsetzung der Traumbilder. Denn jeder Kuss ist ein kleines Abenteuer, das die Phantasie entzündet und den Körper in Aufruhr versetzt, die Sinne schärft und Millionen prickelnder Impulse durch unsere Nervenbahnen schickt. Nur Billardkugeln »küssen« sich ohne emotionalen Widerhall: Wenn menschliche Lippen aufeinandertreffen, sind Gefühle einfach unvermeidbar und ist Erregung Teil des sinnlichen Spiels.

Der erotische Aspekt kommt nicht von ungefähr: Selbst die schmalsten Lippen ähneln jenen am Eingang zur Vagina. Beide sind empfindsame Grenzbereiche, die in ein feuchtes Inneres führen. Die Kussexpertin Adrianne Blue nennt den Mund eine »sensorische Oase, die nicht in der Wüste liegt, sondern im Mesopotamien des Körpers, dem Gesicht«. Wie das alte Zweistromland, in dem die menschliche Kultur erblühte, wird das Gesicht mit Informationen überflutet, die über unsere Sinnesorgane einströmen.

Wer küsst, der sieht, hört, riecht, fühlt und schmeckt seine Geliebte, seinen Geliebten. Gleichzeitig löst ein leidenschaftlicher Kuss im Körper ein wahres Feuerwerk an Reaktionen aus: Bis zu 39 Gesichtsmuskeln werden gleichzeitig in Bewegung gesetzt, wenn man zart die Lippen des anderen beknabbert oder eine andere Zunge die eigene bestürmt. Der Puls steigt dabei auf bis zu 120 Schläge pro Minute, der Hormonspiegel schießt in die Höhe und regt Stoffwechsel und Blutzirkulation an, was wiederum den Kreislauf auf Hochtouren bringt. Chemische Botenstoffe, sogenannte Neuropeptide, versorgen das Immunsystem mit neuer Power, Adrenalin wird ausgeschüttet – und natürlich jede Menge körpereigene Glückshormone. Die Erkenntnis, dass Sex im Kopf stattfindet, bekommt damit eine physiologische Basis. Denn auf der Karte des

Gehirns nimmt der Mund mehr Platz ein als alle anderen erogenen Zonen.

Vielleicht ist das der Grund, warum für viele ein Kuss intimer ist als genitaler Sex, und Männer wie Frauen gleichermaßen empfinden, dass das Küssen irgendwie mehr mit Liebe zu tun hat als der Koitus. Vielleicht ist es aber auch das gegenseitige Nehmen und Geben, das Küssen vertrauter erscheinen lässt als die einseitige Penetration. Denn der Kuss ist reziprok, das physische wie emotionale Verlangen im optimalen Fall auf beiden Seiten gleich, und das Hauptziel ist nicht die sexuelle Befriedigung, sondern die Lust am anderen und der Sache selbst.

Und noch etwas trägt zur Intimität bei: Küsse können zwar denen gestohlen werden, die schlafen, und Lippen können gegen solche gepresst werden, die sie nicht willkommen heißen. Doch die Zunge kann nicht so leicht einen Mund vergewaltigen wie der Penis eine Vagina. Wenn die Zunge nämlich in eine Mundhöhle gestoßen wird, die das nicht will, wenn das Ideal der gegenseitigen Leidenschaft verraten wird, dann riskiert der unwillkommene Eindringling einen schmerzhaften Biss – und das ist eine Drohung, die Aggressoren sicherer abhält als ein schmiedeeiserner Keuschheitsgürtel.

Dass weltweit geküsst wird, ist mittlerweile hinlänglich bewiesen. Die kleinen, aber feinen Unterschiede liegen im wie, wann und wo. Von den Japanern nahm man jahrelang irrtümlich an, sie wären Kussgegner. Tatsächlich betrachtet man im Land der aufgehenden Sonne den Kuss ausschließlich als sexuelles Vorspiel und verzichtet daher in der Öffentlichkeit auf jede Form der oralen Zuneigungsbezeugung. Auch von den Trobriandern glaubte man, sie wüssten nicht, wie man küsst. Dabei tun sie es mit großer Begeisterung – vorausgesetzt, niemand sieht dabei zu. Die Papuas in Neuguinea bekunden sich ihre

Liebe dagegen ebenso öffentlich wie schmerzhaft: Als höchste Wonne gilt dort das Abbeißen der Wimpern und das gegenseitige Blutigbeißen der Lippen.

Das Küssen hat natürlich auch seine Kritiker, aber es sind nicht allzu viele. Während Männer den Lippenkontakt eher aus hygienischen Gründen ablehnen oder als »Softiegeschmuse« diffamieren, lässt sich die Kussverweigerung von Frauen zumeist auf negative Erlebnisse zurückführen. Gefürchtet sind die »schwammigen Küsser«, die ihre Lippen auf den Mund einer Frau legen, als seien sie ein Stück rohes Fleisch. Wenig Lust kommt auch bei den sogenannten Moulinetten auf, die Küssen nach dem Mixerprinzip praktizieren, oder bei den »Rohrkrepierern«, die ihre Zunge als Bohrinstrument missbrauchen. »Kronenprinzen« hingegen streichen mit der Zunge unermüdlich über Zähne und Zahnfleisch ihrer Partnerin, und bei »Pressküssern« kommt die Zunge gar nicht zum Einsatz, weil sie ihrem Gegenüber lediglich ruckartig die Lippen aufdrücken und in dieser Stellung recht ausdauernd verharren. Apropos Ausdauer: Marco Wanke, seines Zeichens Präsident des ersten deutschen Kussvereins, brach beim Oktoberfest 2009 den damals aktuellen Weltrekord im Massenküssen, indem er binnen zwei Tagen 1012 Frauen mit einem kräftigen Schmatz auf den Mund beglückte – ob zum Gaudium aller Beteiligten, blieb in der Berichterstattung unerwähnt.

Denn Masse heißt auch beim Küssen noch lange nicht Klasse. Immerhin ist der erste Kuss für viele Frauen der entscheidende Punkt: Wer die Art und Weise der oralen Annäherung partout nicht ausstehen kann, wird sich kaum auf einen zweiten Versuch einlassen. Denn beim Küssen merkt frau schnell, ob ein Funke überspringt oder nicht. Und wenn der erste Kuss schon kein Feuer entfacht – warum dann weitergehen?

Kussnieten gibt es freilich auch unter den Frauen. Solche, die wie eine Gummipuppe einfach nur die Lippen öffnen. Oder beim Küssen panische Angst davor haben, dass die ondulierten Locken Schaden nehmen oder der Lippenstift verläuft. So gesehen lässt wohl bei beiden Geschlechtern der Kussstil gewisse Rückschlüsse auf die erotischen Fähigkeiten und Fertigkeiten zu. Erst mit der Lust an der Berührung, mit der Entdeckung der Sinnlichkeit wächst auch die Lust am ausdauernden Küssen.

Wenn für Kussabwechslung gesorgt wird und das Feuer am Lodern bleibt, kann Küssen sogar süchtig machen. Im Tantra kennt man unzählige Arten und Stellen zum Küssen und Tausende Möglichkeiten, diese zu kombinieren. So ist der anregende Kuss ein Flirt mit den Lippen, der die Gefühle des anderen erforscht und fragt: »Möchtest du nur kuscheln – oder hast du Lust auf Sex?« Beim kitzelnden Kuss gleiten nur die Zungenspitzen über die Lippen des Partners oder der Partnerin, um möglichst viele erotische Lustpunkte zu aktivieren – wobei das Kitzeln schnell in Begehren umschlagen sollte. Der reibende Kuss, bei dem die geschlossenen Lippen zum Einsatz kommen, eignet sich für alle erogenen Zonen. Vorsicht ist beim saugenden Kuss angebracht. Er kann, falsch dosiert, dem anderen das Gefühl geben, unter einen Staubsauger geraten zu sein. Oder, richtig dosiert, die Türen zu einem himmlischen Orgasmus öffnen.

So gesehen ist Küssen eine Kunst. Und vielleicht sogar ein Beweis für evolutionären Fortschritt. Oder sollte es wirklich bloß Zufall sein, dass ausgerechnet die beiden intelligentesten Primatenarten – die Bonobo-Zwergschimpansen und die Menschen – echte Weltmeister im Küssen sind?

26 Streicheleinheit oder: Erotikfaktor Kuschelsex

Den Frauen sagt man nach, dass sie ihn lieben. Den Männern, dass sie ihn über sich ergehen lassen. Kuschelsex: die softe Variante leidenschaftlichen Begehrens.

Ganz falsch liegt der Volksmund damit nicht. Auch wenn immer mehr Männer Vergnügen daran finden, sich mit sanften Streicheleinheiten verwöhnen zu lassen oder wie in Teenagertagen beim Petting auf Touren zu kommen, ohne dabei den letzten Schritt zu gehen.

Doch bei zu viel streichelweicher Liebkosung bleibt die Lust auf der Strecke. Und so mancher Mann reagiert auf ein Übermaß an Nähe und Zärtlichkeit mit Langeweile statt mit Leidenschaft. Irgendwie, so scheint es, steckt auch im kultiviertesten Zeitgenossen tief drinnen ein kleiner Neandertaler, der manchmal steinzeitliche Aggressionen braucht, um richtig in Schwung zu kommen. Vor allem im Bett.

Mutter Natur hat es so eingerichtet: Ein Mann, der seinen Trieben folgt, hat wenig Bedürfnis nach Kuscheln und Kosen, nach stundenlangen Schmusereien und nächtelangem Petting. Seine Zärtlichkeiten sind meistens zielgerichtet, ein Teil seines Liebeswerbens oder des sexuellen Vorspiels. Auf Streicheleinheiten ohne Sex kann er meist verzichten, ganz gleich, ob er sie nun geben oder empfangen soll.

Gefühlskalt sind Adams Nachkommen deshalb nicht. Nur anders gepolt, was sexuelle Reize betrifft.

Während die weibliche Erotik mehr auf direkten Kontakt, auf Bewegungen und auf Hören fixiert und an Gerüche, Haut und Fühlungnahme gebunden ist, funktioniert die männliche Erotik visueller und genitaler. Liebevolle Aufmerksamkeit und zarte Berührungen können in einer Frau erotische Gefühle auslösen, die sie ganz einfach genießt, ohne mehr zu wollen. Männer teilen diese Sehnsucht nach folgefreier Zärtlichkeit nur sehr bedingt: Kuscheln und Kosen sind für sie idealerweise nur ein Vorspiel. Der italienische Soziologe Francesco Alberoni findet dafür ein ziemlich drastisches Bild. Eine Frau, die sich mit zärtlicher Aufmerksamkeit bedacht fühlt, wird, so Alberoni, erotischer. Für einen Mann kann eine Welt aus lauter Zärtlichkeit, Fürsorge und liebevoller Ausschließlichkeit dagegen zum Gefängnis werden. Seine Erotik bleibt auf der Strecke. Und mit ihr die Lust auf Sex.

Das liegt nicht zuletzt an der »erotischen Software« – den Botenstoffen und Hormonen. So steigern Adrenalin und Noradrenalin, zwei Treibstoffe, die hinter den meisten Emotionen stecken, auch die sexuelle Erregung. Besonders Männerkörper reagieren auf diese Reize mit einer vermehrten Ausschüttung des lustfördernden Geschlechtshormons Testosteron. Das macht sie tatendurstig und ein bisschen aggressiv. Was wiederum der Leidenschaft zugute kommt. Im Tierreich (und unter Steinzeitmenschen) übrigens eine höchst sinnvolle Kombination: Erst kämpft das Männchen gegen einen Rivalen, dann paart es sich, in jeder Hinsicht höchst erregt, mit dem »gewonnenen« Weibchen.

Eine durchaus lustfördernde Wirkung zeigen auch weibliche Verhaltensweisen, die im weitesten Sinn dem aggressiven Repertoire zugerechnet werden können. So ähneln das Herausstrecken von Brust und Po oder die demonstrative Präsentation erogener Körperteile klassischen Droh- und Dominanzgebärden. Nicht umsonst sprechen wir von »Anmache« und »Provokation«. Auch körperliche »Angriffe«, vom zarten Biss ins Ohr bis zum Einsatz der Fingernägel, initiieren ein erregendes Spiel mit aggressivem Charakter. Und das macht Männer im wahrsten Sinn des Wortes heiß.

Der kleine Neandertaler im modernen Mann braucht aber nicht nur offensive Reize. Für erotische Missverständnisse sorgt auch das unterschiedlich ausgeprägte Bedürfnis nach Nähe und Distanz – sowohl gefühlsmäßig als auch körperlich. Männer, so scheint es, lieben mit Unterbrechung und brauchen Abstand, um von neuem zu begehren. Selbst ein leidenschaftlicher Liebhaber muss daher manchmal physisch und emotional einen Schritt zurücktreten und seine Partnerin aus der Entfernung neu erfassen, um seine Lust anzuheizen.

Wir Frauen wollen dagegen jederzeit ganzheitlich wahrgenommen und begehrt werden und können die Trennung zwischen Alltagsfrau und Spielgefährtin nicht so leicht nachvollziehen. Es sei denn, unser Partner teilt sich mit und erklärt seine Gefühle und Bedürfnisse. Dann ist durch das offene Gespräch – aus weiblicher Sicht – die emotionale Nähe zumindest ein Stück weit wieder hergestellt.

Apropos Nähe: Ein Tauschgeschäft, auf das sich viele Männer gerne einlassen, sind Partnermassagen. Umso mehr, wenn auch erotische Berührungen erlaubt sind. »Handarbeit vom Feinsten« sollte das Motto sein. Was dabei zählt, ist weniger die Technik als die zwischenmenschliche Kommunikation ohne Worte. Das Aufeinanderzugehen und Ineinanderaufgehen. Zur puren Entspannung. Als sinnlicher Genuss. Oder als Vorspiel zu einer sexuellen Umarmung.

Der Dialog zwischen Hand und Haut funktioniert am besten, wenn sich der gebende Part vollständig auf den Körper des Nehmenden konzentriert. Regie führt dabei die Intuition. Trotzdem kann es nicht schaden, sich ein paar wirkungsvolle Griffe von einem Profi zeigen zu lassen oder in einem der vielen Bücher nachzulesen, die Laien in die Kunst der zärtlichen Massage einführen.

Die erotische Massage setzt dort fort, wo eine »normale« Partnermassage endet. Das hat allerdings weniger mit den betroffenen Körperstellen als vielmehr mit der Absicht zu tun, in der sie berührt werden: Während die klassische Massage den Körper zur Ruhe bringt, soll ihn die erotische Massage erregen. Das Streicheln der Intimzone ist dabei ein aufreizender Teil, aber bei weitem nicht der wichtigste. Zunächst gilt es, jeden Quadratzentimeter Haut zu erotisieren. Denn wenn Sie oder Ihr Partner mit den Händen auf Entdeckungsreise gehen, sind zwei bald »eins«, auch ohne »das Eine« zu tun. Das kommt später, das hat Zeit. Denn zuerst heißt es: Wie du mir, so ich dir!

Wer den Höhenflug noch etwas hinausziehen will, kann sich bei den Italienern Anregung holen. Auch wenn sie die »Carezza« nicht erfunden, sondern nur benannt haben. Was wie ein Kosewort klingt, heißt tatsächlich »Liebkosung« und hat die Entdeckung der erotischen Langsamkeit zum Inhalt. Ähnlich wie beim Tantra geht es für den Mann darum, seinen Orgasmus so lange wie möglich hinauszuzögern und während dieser Zeit seine Partnerin mit Kuschelsex zu verwöhnen. Klingt ein bisschen wie die Quadratur des Kreises, verspricht aber sensationelle Ergebnisse. Anfänger in Sachen Slow Sex können damit ihre Erregungsphase beträchtlich verlängern, Profis ihren Höhepunkt beliebig lange hintanhalten. Das Geheimnis sind langsame Bewegungen, wobei der Mann nur dann einige flache Stöße ausführt, wenn seine Erektion nachlässt, bis er die Frau durch Küssen, Streicheln und manuelle Reizungen zum Orgasmus gebracht hat.

Dass diese Methode nicht für solche Nächte geeignet ist, in denen man schlicht übereinander herfallen möchte, versteht sich von selbst. Wer allerdings dem klassischen Quickie hin und wieder einen »Slowie« entgegensetzen möchte, bei dem es mehr um das Zusammensein als um schnelle Lustbefriedigung geht, wird die liebevolle Erotik im Schneckentempo genießen.

Doch was tun, wenn man mit dem Wunsch nach Kuschelsex allen sinnlichen Verführungen zum Trotz allein bleibt? Den Sex vergessen – und zur nächsten Kuschelparty gehen! 2004 wurden die ersten »Cuddlepartys« in New York veranstaltet. Mittlerweile gibt es diese Form des organisierten Zärtlichkeitsaustausches zwischen wildfremden Menschen auch in vielen europäischen Großstädten. Die Kleider bleiben dabei an, die Erotik außen vor. Zumindest in der Theorie. Denn beim Party-Kuscheln entdecken so manche, dass Intimität nicht an nackte Tatsachen gebunden ist. Und Erregung auch dann erregend sein kann, wenn sie nicht in einem leidenschaftlichen Liebesakt endet.

27 Stellungswechsel oder: Ein Lob den Missionaren

Öfter mal was Neues, das gilt für jede Art von Stellung – ob im Job oder beim Sex. Doch nicht alles, was Kamasutra & Co. empfehlen, ist auch ein Garant für lustvolle Höhepunkte. Oder haben Sie schon einmal versucht, ein Bein neben Ihren Kopf zu legen, das andere gleichzeitig zur Seite wegzustrecken und Ihren Partner dabei mit beiden Armen zu umschlingen? »Den Nagel einschlagen« nennt sich diese Position, und wenn es Ihnen tatsächlich gelungen ist, sich wie eine Brezel zu verknoten – Hut ab!

Falls nicht, probieren Sie es gar nicht erst. Die Wahrscheinlichkeit, dass Sie sich dabei einen Hexenschuss einfangen, ist wesentlich größer als die, einen Orgasmus zu bekommen. Es sei denn, Sie sind Zirkusartistin. Denn das dürften neben Yogis, Schlangenmenschen und Primaballerinen so ziemlich die einzigen sein, die solche Verrenkungen mühelos auf die Reihe bekommen – und auch noch Spaß daran haben.

Alle anderen bleiben nach der Lektüre der altindischen Sexbibel Kamasutra, die 64 derartige Stellungen anpreist, mehr oder weniger ratlos zurück. Weil sich nicht nur die Frage stellt, ob man als Durchschnittsmensch seine Gliedmaßen jemals so verbiegen kann, dass Positionen wie »Der gespreizte Sprung«, »Der Ritt auf den Wogen« oder »Das Spalten des Bambus« überhaupt möglich sind. Sondern weil man auch nicht umhinkommt zu fragen, wozu das alles gut sein soll.

Natürlich ist Abwechslung im Schlafzimmer mindestens so wichtig wie in der Küche. Kein Mensch mag jeden Tag Butterbrot essen. Und niemand kann ernsthaft glauben machen, dass ein Leben im Zeichen von »rein-raus-runter« die Erfüllung aller erotischen Träume sei. Das führt bestenfalls zu Nachwuchs, aber sicher nicht zu grenzenloser Leidenschaft.

Dafür braucht es schon ein bisschen mehr Pep, Phantasie – und Einfühlungsvermögen. Denn jede Stellung befriedigt andere Gelüste. Und stimuliert andere Sinne. Mal wird das Auge gereizt. Dann wieder der Tastsinn. Mal kommt die Klitoris in den Genuss besonderer Aufmerksamkeit. Dann sind die Brustwarzen dran.

Eine kleine Auswahl an Stellungsfibeln gehört deshalb in jedes Schlafzimmer, so wie eine gewisse Anzahl an Kochbüchern keiner Küche schadet. Nicht umsonst schrieb Alex Comfort seinen Erotikbestseller *The Joy of Sex* in Aufmachung und

Tonfall angelehnt an das amerikanische Dr.-Oetker-Pendant *The Joy of Cooking*. Aus beiden Werken kann man sich Anregungen holen. Während allerdings am Herd fleißig probiert wird, haben die meisten Mitteleuropäer im Bett noch nicht einmal zehn Prozent ihrer eigenen Phantasien umgesetzt.

Tatsächlich lassen sich auch mit ein bisschen Wildheit und Experimentierfreude respektable Ergebnisse erzielen. Schließlich ist Sex weder Kunstturnen noch olympische Disziplin und schon gar kein Stellungskrieg. Ja, nicht einmal ein Rettungsanker für die Beziehung. Denn wenn im Schlafzimmer statt tabuloser Lust vor allem routinierte Langeweile regiert und der Liebesakt zum öden Pflichtprogramm verkommen ist, können auch die exotischsten Stellungen die Herzen nicht mehr zum Klopfen bringen. Es sei denn, aus Überanstrengung beim vergeblichen Versuch, sich im Handstand zu vereinen.

Wobei Zweifel gestattet sind, dass solche Extravaganzen tatsächlich jemals praktiziert wurden. Selbst Scheich Nefzawi, als Verfasser des wichtigsten arabischen Sex-Handbuches *The Perfumed Garden* ein direkter Nachfolger des Kamasutra-Autors Vatsyayana, kam bei der Lektüre der Liebesbibel zum Schluss, dass »viele dieser Stellungen nur in der Phantasie realisierbar sind und auf dem Papier«. Was ihn allerdings nicht daran hinderte, auch seinen Lesern eine Position zu empfehlen, deren kryptischer Name bereits alles über ihre Praktikabilität aussagt: Sie heißt »Das Gesäß des anderen betrachten«.

Wer guten Sex will, muss also Stellung beziehen. Und das in jedem Sinn des Wortes. Allerdings nicht in 64 Variationen. Auch wenn 95 Prozent aller Pornos anderes vorgaukeln – im eigenen Bett finden es die wenigsten Menschen auf Dauer antörnend, alle paar Stöße eine Seite im Lehrbuch umzublättern.

Sechs Stellungen sind genug, behauptet deshalb der indische

Sexualwissenschaftler Prokash Kothari. Und die meisten Sexperten stimmen ihm zu. Die Missionarsstellung. Die Reiterstellung. A Tergo. Das Löffelchen – mal zugewandt, mal abgewandt. Sex im Sitzen. Und Sex im Stehen. Wobei für die letzte Übung schon wieder viel Kraft und Gelenkigkeit benötigt wird. Auch wenn man das Maria Schneider und Marlon Brando in *Der letzte Tango von Paris* nicht ansieht.

Sechs Grundstellungen also und ihre Abwandlungen. Alles andere ist reinste Akrobatik und dient bestenfalls dazu, die Welt einmal aus einer anderen Perspektive zu sehen.

Die entscheidende Frage lautet daher nicht: Ist das technisch möglich? Sondern: Fühlen wir uns dabei rundum behaglich? Steht die Lust im Vordergrund? Und ist die Stellung bequem genug, um sie länger als dreißig Sekunden zu halten? Was wohl kaum der Fall ist, wenn die Muskeln vor Anstrengung zittern und beide um ihr Gleichgewicht kämpfen. Wer seinen Ehrgeiz trotzdem darauf verschwendet, möglichst viele wahnwitzige Positionen einzunehmen, scheint eher an Langeweile zu leiden denn an einem Übermaß an Phantasie. Und sollte statt der Stellungen vielleicht lieber den Partner wechseln.

Was den Genussfaktor angeht, so gilt für manche Positionen das Prinzip der ungleich verteilten Lust. Anders ausgedrückt: Stellungen, die dem aktiven Partner Spaß machen, sind für den passiven Partner weniger anregend oder umgekehrt. A Tergo gehört für viele Paare in diese Kategorie. Die meisten Männer lieben diese Haltung, erlaubt sie ihnen doch ungehinderten Blick – und ungehinderten Zugriff. Viele Frauen fühlen sich dagegen in eine unterwürfige Rolle gedrängt und vermissen den Augenkontakt. Auf dem Rücken zu liegen und die Partnerin auf sich reiten zu lassen, geht wiederum bei manchen Männern mit der Angst vor einem Penisbruch einher. Und Sex im Stehen ist nur dann phantastisch, wenn beide gleich groß (oder klein) sind. Anderenfalls mutiert der senkrechte Sinnesrausch recht schnell zur sinnlosen Quälerei.

Erstaunlicherweise hat die Stellung mit dem höchsten Genusspotential bei Frauen wie Männern das schlechteste Image. Doch die Missionare wussten offensichtlich, wie man sich lange dunkle Nächte angenehm gestaltet. Denn die nach ihnen benannte Position eignet sich nicht nur hervorragend für ein konfliktloses Zusammenspiel unterschiedlicher Körpermaße, sondern erlaubt auch ein ebenso anregendes wie ausdauerndes Spiel mit Nähe und Distanz – von der zarten Stimulation beider Geschlechtsorgane bis zum stürmischen Ganzkörperkontakt.

Die Vorteile der Topposition liegen auf der Hand: Der aktive Part bestimmt das Tempo und die Art und Weise, in der das Liebesspiel stattfindet. Schneller, tiefer, verzögert, schräg – alles ist möglich. Gleichzeitig hat Man(n) zu jeder Zeit den Überblick über die Lust der Partnerin. Sieht langsam den Ausdruck der Ekstase in ihrem Gesicht aufsteigen, den entrückten Blick und die kleinen Schweißperlen am Haaransatz.

Aber auch gegen die untere, angeblich passive Position ist eigentlich nichts einzuwenden. Ganz im Gegenteil: Frau hat alle Freiheiten, die sie sich nur erträumen kann. Beide Hände frei, um zu drücken und zu kratzen, zu streicheln und zuzupacken. Das Hinterteil des Partners zum Beispiel, um dadurch ein Wörtchen beim Thema Tempo und Tiefe mitzureden. Oder seinen Kopf, um ihn leidenschaftlich zu küssen. Ansonsten kann und darf SIE sich dem puren Genuss hingeben. Was umso eher eintritt, wenn auch das weibliche Lustzentrum gereizt wird. Mit ihrer oder seiner Hand. Oder mit einem Sextoy, dessen Vibration auch seine Lust anheizt.

Sollte der Fluss der Leidenschaft wider Erwarten doch einmal ins Stocken geraten und Langeweile im Bett aufkommen, ist kein Stellungswechsel, sondern ein Ortswechsel angesagt. Lieben Sie sich am Küchenstuhl, räumen Sie den Schreibtisch ab, werden Sie unter der Dusche handgreiflich, oder nützen Sie das Schleuderprogramm Ihrer Waschmaschine für einen anregenden Quickie zwischendurch. Wenn Sie dann noch an strategisch richtiger Stelle zwei Spiegel aufstellen, können Sie sogar das Gesäß des Partners betrachten – ganz ohne zirkusmäßige Verrenkung Ihrer Glieder.

28 Rollenspiel oder: Erotik à la carte

Wie in Zeitlupe lässt er den goldgelben Honig auf ihre roten Lippen tropfen und folgt mit den Augen der süßen Flüssigkeit, die ihren langen Hals entlang bis auf die nackten Brüste rinnt. Langsam beginnen sich die zarten Härchen in ihrem Nacken zu sträuben, ihr Körper zittert leicht. Trotz der verbundenen Augen sieht man ihr die wachsende Erregung an. Und ihm die seine.

Mit dieser legendären Szene aus dem Film *9½ Wochen* inspirierten Kim Basinger und Mickey Rourke nicht nur Hunderttausende Paare zur Nachahmung. Sie öffneten auch vielen die Türe in eine neue, unbekannte Welt. Eine Welt, in der Sex mehr ist als die Vereinigung von zwei Körpern. Eine Welt, in der man nicht miteinander »ins Bett geht«, sondern miteinander spielt.

Liebesspiele. Rollenspiele. Love Games, wie es die Amerikaner nennen. Mit anregenden Zutaten, aufregenden Szenarien, reizvollen Requisiten. Und mit selbstbewusster Lust, die auf dem Mut basiert, sich dem anderen zu öffnen. Ihn einzuladen in den virtuellen, erotisch-sinnlich-pornografischen Video-Shop im eigenen Kopf.

Doch vor dem Duett kommt das Solo. Denn lange bevor wir in eine Rolle schlüpfen oder den Partner darum bitten, hat das Kopf-Kino Hochsaison. Schließlich können wir in den unendlichen Weiten unserer Vorstellungswelt jede Gestalt annehmen, jeden Wunsch ausleben, jede Grenze sprengen.

Der Fundus an erotischen Phantasien ist dabei wie ein Delikatessladen mit Köstlichkeiten aus aller Welt. Ein bisschen spanische Liebe, ein bisschen französischer Genuss, ein Hauch italienische Leidenschaft, ein Schuss fernöstliche Ekstase. Dazu nach Belieben bengalisches Feuer oder englisches Understatement, japanische Verführungskunst oder orientalische Raffinesse.

Woraus sich das phantastische Liebesmenü letztendlich zusammensetzt, ist irrelevant. Was zählt, ist das Ergebnis. Denn erotische Phantasien sind kein ärmlicher Ersatz für eine verpasste Wirklichkeit. Sie sind kreative Tummelplätze, Hirngespinste mit durchaus handfesten Auswirkungen. Bei vielen Männern genügt schon ein erotisches Standbild, um den Blutfluss vom Gehirn in tiefer liegende Regionen umzuleiten. Die meisten Frauen gönnen sich eine ganze Filmsequenz, um richtig in Fahrt zu kommen.

Doch sobald das Drehbuch steht – und feststeht, dass die gewagten Phantasien nicht nur Phantasien bleiben sollen –, kann das Solo zum Duett erweitert werden. Gerade weil das erregende Kino im Kopf eine sehr intime Angelegenheit ist, gibt es für viele Paare keinen größeren erotischen Kick, als damit zu spielen.

Doch wie lotsen Sie den Partner auf die richtige Spur? Auf Hellseherei ist in dieser Beziehung nämlich wenig Verlass. Sie können Ihre »Tagträume« in unbewusste »Nachtträume« verpacken. Die lassen sich einfacher erzählen, und es fällt beiden Seiten leichter, Distanz zu wahren. Wenn Sie sich trauen, verfassen Sie ein erotisches Tagebuch. Oder überraschen Sie Ihren Partner mit einem Accessoire, einem Requisit, das seine Gedanken in die erhoffte Richtung lenkt. Das können Seidenbänder sein, die am Kopfpolster liegen. Ein Ledertanga, der unter einem kurzen Hemdchen hervorblitzt. Oder Sextoys, die das Bett in eine Spielwiese verwandeln.

Reizvoll ist auch die Variante »Das wünsch ich mir – das schenk ich dir«. Dabei werden nicht nur »phantastische« Wünsche festgehalten, sondern auch »phantastische« Geschenke. Was Sie dazu brauchen? Zwei Stapel von Karten in zwei verschiedenen Farben. Einen für die Wünsche, den anderen für die Geschenke. Und dann schreiben Sie los! Mindestens drei eigene Phantasien, die auf Erfüllung warten. Mindestens drei Phantasien, mit denen Sie Ihren Partner erfreuen wollen. Nach oben hin gibt's natürlich keine Grenze bei der Kartenzahl. Spannend wird es dann beim Wechselspiel. Denn da zeigt sich, wie gut man sich gegenseitig kennt. Als Grundregel gilt: Wenn der andere sich etwas wünscht, was Sie gar nicht erfüllen können oder wollen – Karte weglegen, aber irgendwann einmal drüber reden! Der Reiz dieses Spiels liegt ja auch im Ausloten und Überwinden von Grenzen. Ansonsten: Einen Zeitrahmen vereinbaren, in dem zumindest die Hälfte aller Wünsche erfüllt wird, und die nächsten Wochen nutzen, um abwechselnd zu schenken und beschenkt zu werden!

Dass Liebes- und Rollenspiele am Anfang einer Beziehung nichts verloren haben, versteht sich bei solchen Vorgaben von selbst. Da ist schon das Entdecken eines fremden Körpers aufregend genug. Love Games sind aber auch kein Allheilmittel, wenn in einer Beziehung der erotische Nullpunkt erreicht ist. Denn der Spaß am Spiel setzt zwei Dinge voraus, die eine junge Liebe ebenso wenig zu bieten hat wie eine Partnerschaft am Tiefstand: Vertrauen und Verlangen.

Vertrauen, weil es nichts Intimeres gibt, als dem Partner die eigenen erotischen Träume, sexuellen Wünsche und heimlichen Sehnsüchte zu offenbaren. Verlangen, weil nur die Leidenschaft anerzogene Anstandsgrenzen sprengen kann und dafür sorgt, dass alles erlaubt ist, was beiden gefällt.

Apropos Anstandsgrenzen: Es sind nicht nur gesellschaftliche Tabus, die uns im Weg stehen. Es ist vor allem die Angst vor den jeweiligen Reaktionen. Wird er mich für verdorben halten oder, schlimmer noch, für pervers? Wird sie schockiert sein von so viel Freizügigkeit? Lacht er mich einfach aus? Und vergrößert damit meine Unsicherheit ins Unendliche?

Denn Hemmungen haben alle. Und das nicht nur beim ersten Mal. Einer zärtlichen Frau zu gestehen, dass man sie gerne als strenge Lehrerin erleben würde? Oder als Schulmädchen? Zugeben, dass man von Doktorspielen träumt? Davon, sich wie zufällig in einer Bar zu treffen und dann im nächstbesten Hotel ein Zimmer zu nehmen? Oder mit verbundenen Augen einfach einmal abzuwarten, was passiert?

Ein kleiner Trost: Dem Partner geht es vermutlich ebenso. Also hilft nur »Augen zu und durch«. Das Schlimmste, was Ihnen passieren kann, ist ein klares »Nein«. Viel größer ist allerdings die Wahrscheinlichkeit, dass Sie auf offene Ohren stoßen – und auf jede Menge Neugier.

Wie bei jedem Spiel, sollten Sie sich dabei an ein paar Regeln halten. Liebesspiele brauchen keine schriftliche Vereinbarung. Trotzdem muss die Möglichkeit bestehen, schon vor Spielbeginn Grenzen festzusetzen, die nicht überschritten werden dürfen. Und ein Zeichen zu vereinbaren, das ein sofortiges Ende des Spiels garantiert.

Selbst wenn das Vertrauen groß ist: Gehen Sie die Sache langsam an. Beginnen Sie mit Liebesspielen, die das Selbstwertgefühl steigern und helfen, Hemmungen abzubauen. Gegenseitige Massagen beispielsweise, erotische Wäsche, sinnliche Badeorgien oder auch ein Striptease, der beide gleichermaßen auf Touren bringt. Spontaneität ist hier gefragt, ganz im Gegensatz zu Rollenspielen, auf die man sich vorbereiten muss.

Einerseits ganz praktisch, denn es gilt, die benötigten Kleidungsstücke und Requisiten zurechtzulegen und ein Ambiente zu schaffen, das dem jeweiligen Szenario entspricht. Andererseits mental, denn Rollenspiele funktionieren nur, wenn keiner aus der Rolle fällt. Was gar nicht so leicht ist angesichts der Tatsache, dass man sich mit Krankenschwesterhäubchen oder strengem Lehrerinnen-Outfit sehr schnell sehr albern vorkommen kann.

Aber auch das gehört dazu. Denn außer Vertrauen und Verlangen gibt es noch eine dritte Voraussetzung für den Spaß am Spiel: Humor. Lachen können, wenn die Augenmaske zum dritten Mal verrutscht. Lachen können, wenn die dekorativ arrangierten Erdbeeren plötzlich abgleiten und statt eines erotischen Festmahls auf dem Körper nur mehr Fruchtsalat auf dem Bettlaken liegt. Und lachen können, wenn die strenge Herrin über ihre ungewohnt hohen Stöckelschuhe stolpert und plötzlich ihrem Diener zu Füßen liegt.

Sind Tür und Tor erst einmal geöffnet, erleben die meisten

Paare Liebes- und Rollenspiele als spannende Erweiterung ihres erotischen Repertoires. Genießen das Spiel mit dem Feuer. Und den Kick, Sex mit einem oder einer Fremden zu erleben – ohne dabei den Partner beziehungsweise die Partnerin wechseln zu müssen.

29 Oralsex oder: Gekonntes Zungenspiel

»Nein, ich hatte keinen Sex mit dieser Frau!«, behauptete Bill Clinton am 26. Januar 1998 bei einer landesweit übertragenen Pressekonferenz, nachdem seine Affäre mit Monica Lewinsky aufgeflogen war. Zu dumm nur, dass die berühmteste Praktikantin der Welt den präsidentialen Blowjob eingestand und den Ermittlern ein mit Ejakulat beflecktes Kleid als Beweismittel übergab.

Der Schauspieler Hugh Grant hatte dagegen gar keine Chance zu leugnen. Der Star aus *Vier Hochzeiten und ein Todesfall* war in flagranti dabei erwischt worden, wie er sich am Sunset Boulevard in Los Angeles, im Auto sitzend, oral bedienen ließ. Was seine Freundin Liz Hurley, diesbezüglich weniger tolerant als Hillary Clinton, mit dem sofortigen Abbruch der Beziehung ahndete.

Zwei Ausnahmefälle? Oder träumt tatsächlich jeder Mann von »deep throat«, der »tiefen Kehle«? Immerhin gilt der 1972 in nur sechs Tagen fertiggestellte, gleichnamige Film, bei dem sich alles um Fellatio dreht, als profitabelster Porno aller Zeiten. 25 000 Dollar Produktionskosten, 600 Millionen Dollar Einspielergebnis. Nicht nur im prüden Amerika, auch im vermeintlich aufgeklärten Europa der Post-Achtundsechziger-Jahre bildeten sich Schlangen vor den Kinos, um den Skandal schlechthin mit eigenen Augen zu sehen: den zinnoberrot geschminkten Mund von Linda »deep throat« Lovelace, der den erigierten Penis eines Mannes regelrecht zu verschlingen schien.

Offenbar ein äußerst stimulierendes Bild. Zumindest für jene Zuschauer, die sich nichts sehnlicher wünschten als eine reale Umsetzung dieser Filmsequenz. Und das dürften (fast) alle Männer der westlichen Hemisphäre sein. Bei den Damen des horizontalen Gewerbes wird jedenfalls kaum eine Dienstleistung so oft nachgefragt wie der Blowjob. Was darauf hindeutet, dass in den eigenen vier Wänden nicht alle Frauen die Vorliebe ihres Partners für mündliche Beglückung teilen.

Eine durchaus nachvollziehbare Einstellung angesichts der eigenwilligen Hygienevorstellung mancher Männer. Und der Größenordnung mancher Geschlechtsteile. Da kann schon Angst aufkommen, dass frau den Mund zu voll bekommt. Gegen Würgereize kämpfen muss. Und an einer Flut von degoutant schmeckendem Sperma zu ersticken droht.

Zumindest die letzte Sorge lässt sich schnell entkräften: Eine durchschnittliche Menge an Ejakulat entspricht in etwa einem Esslöffel und hat somit keineswegs Flutcharakter. Über die gustatorische Komponente lässt sich dagegen streiten. Als kulinarisches Highlight wird Sperma wohl nie durchgehen. Doch mit viel Obst und Wasser, ein paar Stunden vor der Französischlektion genossen, kann Man(n) geschmacklich punkten. Einmal davon abgesehen, dass der finale Schritt, besser gesagt: Schluck, ja nicht unumgänglich ist. Denn auch mit geschicktem Fingereinsatz lässt sich ein Blowjob zu einem für beide Seiten vergnüglichen Ende bringen.

Der wirkliche Reiz liegt für die meisten Männer ohnehin am

Weg und nicht im Ziel. IHR dabei zusehen zu dürfen, wie sie sein bestes Stück verwöhnt. Mit Zunge, Lippen und Händen. In einer Haltung, die Hingabe signalisiert. Und hundertprozentige Konzentration auf seine Lust. Damit lassen sich Männer in den siebten Himmel des erotischen Vergnügens befördern.

Vorausgesetzt, frau weiß mit dem guten Stück auch gekonnt umzugehen. Die wichtigsten Gebote für den Dienst am Manne: Du sollst eine positive Grundeinstellung haben. Du sollst die Aktion genießen – oder zumindest die Wirkung, die du damit erzielst. Du sollst zum Auftakt seinen Körper erkunden und dabei seine Kronjuwelen und andere sensible Stellen mit einbeziehen. Du sollst ihn mit Lippen und Zunge hingebungsvoll verwöhnen. Du sollst die Handarbeit als zusätzliche Stimulation nicht vergessen. Du sollst ihm in die Augen sehen, wenn es die Stellung zulässt. Und last, but not least: Du darfst ihn nie, wirklich nie deine Zähne spüren lassen.

Natürlich gibt es auch für Männer Dos & Don'ts, wenn sie sich Lippenbekenntnisse wünschen. Sauberkeit wird vorausgesetzt – ohne Seifenreste, die das Geschmackserlebnis schmälern. Zurückhaltung ebenfalls. Verbal und in der Gestik. Denn so lustvoll es auch sein mag, den Kopf der Partnerin festzuhalten und auf diese Weise Tiefe und Tempo zu bestimmen – Man(n) sollte es lieber bleiben lassen, wenn er nicht ausdrücklich dazu aufgefordert wird. Das gilt auch für alle Stellungen, die »deep throat« ermöglichen. Obwohl die Pornoindustrie anderes suggeriert: Linda Lovelace war als Naturtalent die Ausnahme von der Regel. Und im Rotlichtmilieu lassen sich die Damen teuer dafür bezahlen, dass sie ihren Würgereiz wegtrainieren, um auf Lindas Spuren zu wandeln.

Während den Männern bei Oralsex-Szenen meist das Wasser im Mund zusammenläuft, sorgt einer der wenigen Filme, die

Cunnilingus zum Thema haben, bei Frauen eher für Lachtränen als für feuchte Höschen. In *Keinohrhasen*, einer der erfolgreichsten deutschen Liebeskomödien, wird Ludo, die Hauptfigur, von einer Freundin aufgeklärt, nachdem eine Frau während seiner oralen Beglückungsversuche sanft entschlummert ist.

Sie: »Hast du sie gewühlt oder gepiekt?«

Er (blickt verdutzt): »Hää?«

Sie: »Ich glaub, ich muss dir mal was erklären über die Männerwelt. Es gibt drei Sorten Männer. Die, die es dir gar nicht machen ... sind relativ ungefährlich. Dann gibt's den Wühler. Der benimmt sich da unten wie eine Hausfrau am Wühltisch beim Sommerschlussverkauf ... Er ist nicht lebensbedrohlich, aber ärgerlich, weil er dich die ganze Zeit beim Sex beobachtet und wissen will, wie du es findest. Und er will gelobt werden ... Bin ich gut? Ja? (hechel) Soll ich so weitermachen? ... (hechel hechel). Und dann der Pieker. Der denkt, er ist der Allergrößte, weil er im Gegensatz zu den anderen zwei der einzige ist, der den Kitzler findet. Und dann geht's los, als gäbe es kein Morgen mehr. Dann wird drauflos gepiekt, wie ein Irrer. Ich meine, halllooooo? Was denken Männer denn? Dass wir mit denen Fang-den-Kitzler spielen, oder was? Wenn die Frau das Becken nach vorne macht, dann ist es gut, verstehst du? Und wenn die Frau das Becken zurück macht, ist es nicht gut. Und dann ist es wichtig, dass du niemals, wirklich niemals nachrutscht.«

Ob es um die Französischkünste der Männer tatsächlich so schlecht bestellt ist, kann wohl nur jede Frau für sich selbst beantworten. Der gute Wille ist jedenfalls vorhanden. Nach dem Motto »Orgasmus, komm raus, du bist umzüngelt!« wird fleißig geneckt und geleckt.

Doch Geduld und Zunge allein sind zu wenig. Was zählt, sind Topografiekenntnisse – und noble Zurückhaltung. Die Vulva ist nun mal ein Irrgarten der Lust, in dem sich ein Mann erst zurechtfinden muss, bevor er langsam das Ziel einkreisen kann. Und wer das Tempo im falschen Moment wechselt, löst keinen Gipfelsturm aus, sondern höchstens ein unterdrücktes »Oh nein, schon wieder den Gipfel verpasst«.

Ein paar Regeln sollte daher jeder Mann beachten, der sich im »Perlentauchen« übt. Übrigens eine hübsche Umschreibung für dieses erregende Zungenspiel, das maximale Intimität garantiert und für viele Frauen ein Höchstmaß an Vertrauen voraussetzt. Notfalls müssen Sie Ihrem Partner die Regeln eben unzweideutig vermitteln, falls er sie (noch) nicht kennt. Sie lauten kurz und bündig: Du sollst sie nicht im Sturm erobern, sondern in aller Ruhe entdecken und erkunden. Du sollst ihre Feuchtgebiete nicht überfluten. Du sollst dich nur vorwagen, wenn sie sich dir entgegenstreckt. Du sollst mit deiner Zunge nur abtauchen, wenn du eindeutige Genusssignale empfängst. Du sollst Zungen- und Fingerspiel kombinieren. Und schließlich: Du sollst ihr sagen, wie schön ihr Anblick ist, wie gut sie schmeckt und riecht – und ihr zeigen, wie sehr es dich erregt, ihr auf diese Weise Genuss zu bereiten.

Denn allen Wühlern und Piekern zum Trotz ist oraler Sex für die meisten Frauen der erfolgversprechendste Weg zu einem lustvollen Orgasmus. Und ein Mann, der die Kunst des Cunnilingus beherrscht, ein Liebhaber mit Fünf-Sterne-Potential.

39 Poleposition oder:
Die Kehrseite der Lust

Er ist zwar hinten, aber in der Beachtung ganz weit vorn. Der Po ist neben dem Busen der unwiderstehlichste Blickfang – für beide Geschlechter. Vom erotischen Reiz der Kehrseite schwärmen nämlich nicht nur Männer, sondern auch Frauen. Denn unschuldig waren die sinnlichen Rundungen nie.

Schon lange vor Marilyn Monroe, die – von rückwärts gesehen – immer wie auf Kugellagern ging, galt der Po als Sitz der Erotik schlechthin. Sein Hohelied erklang mehr oder weniger laut durch alle Jahrhunderte, und die bildenden Künstler taten sich darin besonders hervor. Zu gerne meißelten und malten sie das verlängerte Rückgrat – mal klein und schmal wie bei Lucas Cranach, mal üppig in Breitwandformat wie bei Peter Paul Rubens, der seine Modelle mit Vorliebe a Tergo posieren ließ. Oder männlich-knackig wie bei Michelangelo, dessen David, von hinten betrachtet, mindestens so anziehend ist wie von vorn. Was die handgreiflichen Spuren faszinierter BesucherInnen deutlich belegen.

Aber auch Geschlechtergrenzen wurden fließend überschritten: Im Louvre wird neben der üppigen Venus von Milo eine zierliche Skulptur in Seitenlage präsentiert, deren perfekt geformter Po alle Blicke auf sich zieht. Erst wenn man sie umrundet wird sichtbar, dass sich zwischen den Lenden kein Venushügel wölbt, sondern ein zartes, aber unzweifelhaft männliches Geschlecht. Amadeo Modiglianis »Liegender Rückenakt« gibt Betrachtern dagegen noch heute Rätsel auf, weil ihre – oder seine – Identität nicht definitiv geklärt ist. Und auch Andy Warhol, Meister der Pop-Art und Voyeur aus Leidenschaft, konnte sich nicht entscheiden und verewigte einen androgynen Po flächendeckend als zentralen Bildinhalt.

Zweifellos, er hat etwas, der Po. Aber was macht die drei im Becken eingebetteten Muskeln so anziehend, dass ein notorischer Erotomane wie Casanova als Onaniervorlage nicht ein formatfüllendes Brustbild, sondern die Po-Ansicht einer gewissen Hélène Morphi in Auftrag gab? »Die Stellung, die ich sie einnehmen ließ, war entzückend«, notierte der legendäre Verführer in seinem Tagebuch. »Sie lag auf dem Bauch, Arme und Busen auf ein Kissen gestützt.« Seine Begeisterung dürfte ansteckend gewesen sein, denn nachdem der französische König eine Kopie des Bildes sah, bekam er prompt Lust auf das Original und befahl das knapp dreizehnjährige Po-Pin-up – nach eigenhändiger Überprüfung ihrer Jungfräulichkeit – als Mätresse an seinen Hof.

Ein königlicher Ausrutscher? Keineswegs. Verhaltensforscher behaupten nämlich, das Interesse heterosexueller Männer am Busen der Frauen sei ohnehin sekundär. Primär würden sie von den hinteren Rundungen erregt und sähen in den vorderen nur deren Abbild. »Wie der Busen einer Frau, so ihr Hinterbau«, könnte das entsprechende Bonmot lauten.

Ganz unlogisch erscheint diese atavistische Reaktion nicht. Immerhin reckt bei unseren nächsten Verwandten, den Affen, das liebeslustige Weibchen dem potentiellen Eroberer ihr Hinterteil auffordernd entgegen und signalisiert mit roten Hinterbacken ihre Paarungsbereitschaft. Wenn es dann zur Sache geht, bleibt ihr Po im Blickfeld – tierisch schön. Und da wir, rein evolutionstheoretisch gesehen, vom affenähnlichen Zustand noch nicht allzu weit entfernt sind, löst der Anblick wohlgerundeter Backen auch bei uns entsprechende Gefühle aus.

Von Unschuld kann also keine Rede sein, wenn Calvin Klein & Co. das »zweite Gesicht« ihrer Models ins Visier nehmen. Wie das beim Shooting für Kleins Männerduft »Obsession« der Fall war, als Kate Moss perfekt von hinten in Szene gesetzt wurde. Schon eher von erotischem Begehren, das der Wiener Philosoph Konrad Paul Liessmann als »Koketterie und Kunst der Verführung« bezeichnet. Begehren, das als knisternde Spannung zwischen den Geschlechtern spürbar wird, als geheimnisvolle, anrüchige und verbotene Dimension des Verlangens. Und als »Mysterium der Lust«, das vom Wechselspiel zwischen Enthüllen und Verhüllen lebt, von spielerischen Andeutungen, schwebender Unsicherheit und dem Offenhalten aller Möglichkeiten.

Auch ein Blick in einschlägige erotische Magazine entlarvt die Unschuldspose als ebensolche: Dort finden sich massenweise schöne Rücken nebst Verlängerung, die den Betrachter durchaus frivol entzücken. Und die Betrachterin. Denn die klassische Pin-up-Pose für die Herren der Schöpfung ist der Rückenakt, in dessen Zentrum ein knackiger Männerpo steht – verführerisch wie Evas Apfel und meist auch so geformt.

Beim Hinschauen bleibt es freilich nicht. Man(n) greift nur zu gerne in das, was vor Twiggy-Zeiten noch ungestraft als »Wonnegebirge« bezeichnet werden durfte. Und kaum eine Frau kann dem Reiz widerstehen, Hand an ein pralles, maskulines Hinterteil zu legen. Wohlverpackt in hautenge Jeans. Oder ganz »au naturel«.

Der Widerstand hält sich meist in engen Grenzen. Denn der Allerwerteste ist nicht nur ein Sexsymbol – er ist auch ein erotischer Hotspot.

Wie viele erogene Punkte, die sich bei entsprechender Stimulation in Lustzentren verwandeln, auf den herzförmigen Pobacken liegen, hat noch keiner gezählt. Aber es dürften ziemlich viele sein, die auf sinnliche Reize zwischen zart und hart reagieren.

Wer den Po beim Liebesspiel außen vor lässt, bringt daher sich selbst und seinen Partner um einen Teil des Vergnügens. Denn der verlängerte Rücken ist die perfekte »Aufwärmzone« und über den hochempfindlichen Damm direkt mit den primären Lustzentren verbunden, die ihrerseits jeden Impuls an unser wichtigstes Lustorgan weiterleiten – das Gehirn.

Die Form der po-sitiven Annäherung ist dabei so variabel wie das Liebesspiel selbst. Als idealer Einstieg erweist sich in den meisten Fällen eine zärtliche Massage, die den angenehmen Nebeneffekt hat, das »Sitzfleisch« zu entspannen und gleichzeitig neu zu energetisieren. Viele Frauen genießen es aber auch, wenn ihrem Po eine etwas kräftigere Behandlung zuteil wird, und so mancher Mann weiß schwungvolle Handarbeit an seinem zweitbesten Stück zu schätzen.

Wer einen Schritt weitergehen will, stößt an eines der letzten Tabus. Denn die griechische Variante der Lust wird meist ins Schmuddeleck gestellt. Widernatürlich, pervers, eklig lauten die gängigen Vokabeln vor allem jener Zeitgenossen, die ihren Körper in »erlaubte« und »verbotene« Zonen einteilen und nicht begreifen wollen, dass er an jeder Stelle eine Spielwiese der Lust sein kann.

Kann, nicht muss. Denn analer Sex ist ein erotischer Grenzbereich und in heterosexuellen Beziehungen meist ein Akt der Leidenschaft und Hingabe an den Partner. Von Seiten der Frau, weil sie ihm erlaubt, ihre letzte Bastion zu erobern. Von Seiten des Mannes, weil er die Angst überwinden muss, homosexuell zu sein – oder zumindest so wahrgenommen zu werden.

Dass der Beigeschmack des Verbotenen die Aufregung und Erregung steigert, kommt dabei allen Beteiligten zugute, selbst wenn es bei der gegenseitigen Erforschung nie über die anale Stimulation hinausgeht. »Postillionage« wird diese Entdeckungsreise ins zweite Zentrum der Lust genannt, wo die ungewohnten Berührungen bei beiden Geschlechtern zu äußert intensiven Empfindungen führen können. Wobei Männer meist leichter zu einem Höhepunkt kommen, weil bei analen Spielen ihre hochempfindliche Prostata stimuliert wird. Frauen brauchen für einen Orgasmus meist zusätzliche klitorale Stimulation.

Ob auch die letzten Schranken fallen und die Schwelle von der Angst zum Begehren überschritten wird, ist eine Frage des Vertrauens. Und der Entspannung.

Das erste Zauberwort heißt »Gleitmittel«. Und davon kann es beim Analsex gar nicht genug geben. Egal, ob dabei nur Finger im Spiel sind, ein Penis, ein Vibrator oder ein Umschnalldildo.

Das zweite Zauberwort heißt »Zeit«. Nur wer langsam ein- und vordringt und dabei ständig auf das verbale und nonverbale Feedback des Partners beziehungsweise der Partnerin achtet, kann schmerzhafte und lusttötende Fehler vermeiden.

Wer es eilig hat, sollte deshalb auf die Erweiterung seines erotischen Repertoires um diese Variante des Liebesspiels verzichten. Denn das hat kein Po verdient.

3 Paardynamik oder:
Wer einzeln kommt, kommt doppelt gut

Im Kino ist die Welt noch in Ordnung. Denn auf der Leinwand erleben selbst Paare, die sich gerade erst kennengelernt haben, wie durch Zauberhand einen exorbitanten Simultanorgasmus, bevor sie erschöpft in die Kissen sinken. Natürlich ohne Zuhilfenahme irgendwelcher Sextoys oder anderer Stimulanzien. Solche Banalitäten bleiben außen vor, wenn Drehbuchautoren ein Skript für die ultimative Verschmelzungsphantasie verfassen.

Neu ist das Idealbild vom gemeinsamen Höhepunkt freilich nicht. Schon Ovid schwärmte in seiner *Ars amandi*, einer drei-bändigen Sammlung von Liebes-Lehrgedichten, von den Freuden des synchronen Gipfelsturmes. Statt guter Ratschläge, wie das »Erstrebenswerteste für Liebende« denn zu verwirklichen sei, bot der römische Dichter allerdings nur hintergründige Gleichnisse in elegischen Zweizeilern.

Was nicht weiter verwundern sollte. Denn der gleichzeitige Orgasmus von Mann und Frau ist nicht die Regel, sondern die Ausnahme im Sexalltag. Ein Glückstreffer, wunderschön und genussvoll, wenn er sich zufällig ergibt. Eine mühsame Ange-legenheit, stressig und frustrierend, wenn man gezielt darauf hinarbeiten muss. Denn das Timing für den Doppelgipfel erfor-dert mehr strategisches Geschick als eine Titelpartie zwischen Schachgroßmeistern.

ER kommt von Natur aus schneller, SIE braucht mehr Zeit und Aufmerksamkeit. Also muss er sich sowohl zurückhalten als auch allzeit bereit und standfest sein, bis ihm seine Partne-rin den Zieleinlauf signalisiert. Sie darf sich bis zu diesem Zeit-punkt nach Möglichkeit nur wenig bewegen, damit bei ihm der point of no return nicht zu früh erreicht wird, soll aber trotzdem entspannt genug bleiben, um den erforderlichen Erregungs-level für einen Orgasmus zu erreichen. Ein Start-Ziel-Lauf mit Hindernissen sozusagen, voll konzentriert und mit Stoppuhr in der Hand.

Klingt nicht wirklich nach Sich-Fallen-Lassen und Ineinan-dereintauchen. Und schon gar nicht nach lustvollem Spiel. Es sei denn, zwei Menschen sind wirklich so aufeinander eingestellt, dass die Synchronisation unbewusst und ganz von alleine läuft.

Doch selbst dann bleibt etwas auf der Strecke: das Vergnügen nämlich, sich gegenseitig beim Höhepunkt zu beobachten. Mitzuerleben, wie der Erregungsgrad immer weiter steigt, wie sich die Gesichtszüge verändern, die Körperspannung zunimmt, der »kleine Tod« vom anderen Besitz ergreift. Pulsierende Hitze. Atemloses Stöhnen. Nichts als pure Lust. Dann die Entspannung, das langsame Loslassen und Sichlösen, der erste Blick in Augen, die entrückt sind und erst aus einer Zwischenwelt zurückkehren müssen. Intimer geht's nicht mehr.

Wer dagegen auf die eigenen Gefühle, den eigenen Orgasmus konzentriert ist, kann den des Partners nur peripher wahrnehmen. Und bringt sich damit um den Genuss zu ernten, was er (mit-)gesät hat. Ein bisschen so, als würde man ein Überraschungsgeschenk sorgfältig aussuchen, liebevoll verpacken, mit Freude übergeben – und sich dann wegdrehen, sobald es der andere öffnet.

Wenn schon eine Regel am Weg zum Höhepunkt, dann diese: Ladies first! Nicht nur weil es höflicher ist, der Dame den Vortritt zu lassen. Der Gentleman-Stil im Bett empfiehlt sich aus drei ganz pragmatischen Gründen.

Erstens zur Stressvermeidung. Frauen brauchen bekanntermaßen etwas länger, um auf Touren zu kommen, und wollen dabei nicht auf die Uhr sehen müssen.

Zweitens zur Genusssteigerung. Wenn das Vorspiel aus der »Vorspeisen«-Ecke geholt und zum Hauptgang gemacht wird, erweitert sich das Genussspektrum für beide.

Drittens zur Lustmaximierung. Anders als bei vielen Männern, die nach einem Orgasmus erst mal eine Ruhepause benötigen, darf (und soll) für die meisten Frauen das Liebesspiel weitergehen. So lange, bis auch er zum Höhepunkt kommt. Oder sie ein da capo erlebt. Weil »Ladies first« auch »Ladies last«

bedeuten kann: erst SIE – dann ER – und zu guter Letzt noch mal SIE. Schließlich hat uns die Natur mit einem Lustknopf namens Klitoris ausgestattet, der keinem anderen Zweck dient, als Frauen beim Sex ein Happy End zu bescheren.

Dem Zauberkasten der Natur entspringt auch ein Netzwerk von Nervenzellen, deren Bedeutung für Liebe, Lust und Leidenschaft erst langsam erforscht wird. Gemeint sind sogenannte Spiegelneurone. Sie ermöglichen nicht nur Empathie, also Mitgefühl, sondern auch mentale und körperliche Resonanz zwischen Menschen und gelten als wichtiger Baustein in den Erklärungsversuchen des Phänomens Liebe. Glaubt man dem Arzt und Neurobiologen Joachim Bauer, dann ist Liebe nichts anderes als eine besonders heftige, zauberhafte Form von neurobiologischer und psychologischer Resonanz. Spiegelungen markieren dabei den Anfang jeder Liebesgeschichte, den Flirt. Aber auch in langjährigen Beziehungen besteht ein wesentliches Beziehungsmoment darin, dass wir die Befindlichkeit, die emotionale Gestimmtheit und die Wünsche eines Menschen, der uns emotional nahesteht, wahrnehmen und spiegeln. Paare, denen die Liebe mit den Jahren abhanden gekommen ist, fallen dagegen durch das Fehlen spiegelnder Verhaltensweisen auf.

Der Lustfaktor kommt ins Spiel, weil Liebe, frei nach dem amerikanischen Dichter Robert Frost, vor allem »das unwiderstehliche Begehren ist, unwiderstehlich begehrt zu werden«. Aufmerksamkeit, Zärtlichkeit und Leidenschaft vermitteln dieses Gefühl und gehen Hand in Hand mit der Ausschüttung körpereigener Glückshormone. Endorphine beispielsweise, die eine ähnliche Wirkung haben wie Morphium und uns ein wunderbares Gefühl von Sicherheit und Geborgenheit vermitteln. Aber auch Phenylethylamin, das uns in einen wahren Liebesrausch versetzt. Oder das Kuschel- und Orgasmushormon Oxytocin, das nicht nur Wohlgefühl auslöst, sondern auch die Paarbindung stärkt.

Ob und wie weit die Spiegelneurone unser Verlangen intensivieren, muss erst noch erforscht werden. Sie helfen uns aber definitiv zu erkennen, ob der andere schon in lustvoller Stimmung ist oder erst lustvoll animiert werden muss. Denn die Vorstellung, dass zwei Menschen auch nach der ersten Verliebtheitsphase immer gleichzeitig Lust aufeinander und Lust auf Sex haben, ist purer Mythos.

Funktionierende Paardynamik heißt nicht, dass beide immer spontan und zum selben Zeitpunkt in Stimmung sind. Funktionierende Paardynamik heißt auch nicht, dass Sex nur dann stattfinden sollte, wenn beide gerade wild sind vor Verlangen. Funktionierende Paardynamik heißt, dass es einen Austausch zwischen Geben und Nehmen gibt, der beide zufriedenstellt. Nicht nur, aber auch beim Sex.

Wer auch immer die These aufgestellt hat, dass synchrones Verlangen die Voraussetzung für befriedigenden Sex ist, hatte vermutlich nie eine längere Beziehung. Denn in langfristigen Partnerschaften hat Sex viele Funktionen. An manchen Tagen kann er ein Geschenk sein, das man dem anderen macht. An anderen Tagen ist er ein Tauschobjekt. Er dient als Tröstungsmittel und als Einschlafhilfe. Baut Stress und Aggressionen ab. Ist manchmal ein Liebesbeweis. Und manchmal einfach der schnellste Weg, einen Streit zu beenden.

Paartherapeuten raten ihren Klienten sogar, Sex auf die Tagesordnung zu setzen, auch wenn die Lust (noch) auf sich warten lässt. Ihr Credo: Lust hat man nicht – Lust macht man sich. Das wertet weder die Liebe ab noch das Begehren. Es spiegelt nur die Einsicht wider, dass Liebe kein Zustand ist, sondern ein

Prozess. Und dass Leidenschaft sich nicht selber nährt, sondern wie ein Feuer immer wieder angeheizt und mit neuem Brennstoff versorgt werden muss.

32 Liebesmagie oder:
Wenn Aphrodite zum Kochlöffel greift

Semiramis, Königin der Assyrer und eine frühe Amazone, soll eine ebenso schöne wie intelligente Frau gewesen sein. Daher setzte sie nicht allein auf die Gaben der Natur, sondern ließ von ihren Magiern am Hof stimulierende Tränke und erhitzende Speisen zubereiten, um auserwählte Jünglinge in einen Liebestaumel zu versetzen, der einen Tag und eine ganze Nacht lang anhielt. Danach ereilte die jungen Liebhaber allerdings das Schicksal männlicher Gottesanbeter. Sie wurden kurzerhand gekillt.

Teil zwei dieser Geschichte war damals schon unpopulär. Teil eins erfreut sich zweieinhalbtausend Jahre später wachsender Beliebtheit. Denn die Kindeskinder der sexuellen Revolution haben die Lust an der sinnlichen Verführung wiederentdeckt: Slow Food for Love statt Quickies zur schnellen Befriedigung, kulinarisches Tantra am Küchentisch statt wildem Stellungswechsel im Lotterbett.

Die Alchemie in der Küche feiert eine Renaissance, und wer bis vor kurzem noch über das Wort Aphrodisiakum gestolpert ist, weiß es mittlerweile als raffinierte Zutatenliste für ein erotisches »Dinner for two« zu buchstabieren: A wie Amore, Ph wie Phallus, R wie Romantik, O wie Obsession, D wie Dahinschmelzen, I wie Inspiration, S wie Sinnlichkeit, I wie Intimität, A wie Anreiz, K wie Kitzel, U wie Umarmung und M wie Magie.

Namensgeberin für den Liebeszauber aus dem Kochtopf ist Aphrodite, bei den Römern auch als Venus verehrt. Die Schaumgeborene war eine Göttin mit vielen Gesichtern: Als Aphrodite Urania war sie Symbol für erotische Schönheit und für die Bereiche Liebe und Genuss zuständig, als Aphrodite Genetrix nahm sie die Gebete der Mädchen und Witwen um einen Gatten entgegen, und als Aphrodite Porne diente sie den Dirnen als Schutzherrin. Dass eine Göttin mit so zahlreichen Aufgaben Hilfe brauchen konnte, versteht sich von selbst: Mit den Aphrodisiaka war das ideale Werkzeug gefunden, um die Menschen zu verzaubern – und ihre Leidenschaft immer wieder aufs Neue zu entzünden.

Die erste schriftlich überlieferte Bitte um Aphrodites Beistand stammt übrigens aus China. Dort erkundigte sich der legendäre Gelbe Kaiser bei einer weisen Frau, was denn zu tun sei, wenn infolge körperlicher Schwäche kein »Yin-Yang« mehr ausgeübt werden könne. Deutlicher formulierte es ein Ratsuchender aus dem deutschsprachigen Raum: »Der gute Freund hat mir seine Not angezeigt, dass ihm der elfte Finger nit mehr steh'n möge.«

Trüffel, Knoblauch und Knabenkraut, Meeresfrüchte und Innereien, aber auch deftige Genüsse wie Bockshoden, Hammelschwanz und Geilkraut galten als sichere Hilfsmittel bei versagenden Manneskräften. Ovid empfahl in seiner *Ars amandi* ambitionierten Liebhabern eine Kost aus weißen Zwiebeln, Eiern, Honig und Pinienkernen, und von Casanova weiß man, dass er fünfzig Austern schlürfte oder sich mit Kabeljau, Käse und kräftigendem Wild auf seine nächtlichen Abenteuer vorbereitete. Mit Erfolg, wenn man seinen Memoiren Glauben schenken darf: »Sie aß für zwei und ich für vier, denn unser vortrefflicher Appetit wurde durch die ausgesuchten Speisen geschürt. Dann machte die Liebe mit uns, was sie wollte.«

Auch die Damen hatten nichts dagegen, kulinarisch betört und erobert zu werden. Aufwendige Rezepturen sollten ihrer Eitelkeit schmeicheln, intensive Düfte ihre Libido steigern, und die Vielfalt der Geschmacksnoten sollte auf die vielfältigen Freuden des Liebesspiels verweisen. Dass ausgerechnet jene Traktate für Nonnen hoch im Kurs standen, in denen alle Speisen aufgezählt wurden, die sie zu meiden hatten, um der Fleischeslust widerstehen zu können, spricht für die Raffinesse der Genießerinnen: Wo sonst hätten sie derart detailliert erfahren können, wie frau einen keuschen Lebenswandel führt – oder einen ebensolchen vermeidet.

Liebestränke und magische Pulver, Elixiere zur Steigerung der Manneskraft und verbotene Säfte zur Verzauberung der Geliebten sind aus den Regalen der Apotheken verschwunden. Geblieben ist der Glaube an die Wirksamkeit von Aphrodisiaka, den Drogen der Lust. Reformhäuser und Versandfirmen, Sexshops und Esoterikläden bieten moderne Hexenmixturen mit verheißungsvollen Bezeichnungen wie »Fire Drink« und »Wollust-Tropfen«, »Lust-Öl« und »Exzess Body Lotion«. Den Tropfen, Kapseln und Dragees eilt der Ruf voraus, eine Extraportion Lust auf körperliche Liebe zu machen. Wissenschaftlich nachweisen lässt sich eine sexuell anregende oder potenzfördernde Wirkung freilich nur selten. Wer dran glaubt, wird trotzdem belohnt – dem Placebo-Effekt sei Dank!

Dieser wirkt auch, wenn die Lust aus dem Kochtopf kommt. Denn bei so manchem Gemüse wird schlicht aufgrund seiner verheißungsvollen Form auf entsprechende Effekte geschlossen. Weder der phallusförmige Spargel noch die Avocado, die in ihrer mittelamerikanischen Heimat »Hodensack« genannt wird, können unter den gestrengen Augen eines Pharmakologen als Aphrodisiaka bestehen.

Für die Wirkung anderer »Scharfmacher« lassen sich dagegen durchaus sachliche Erklärungen finden. Vor allem Kräuter haben es in sich. Beim Essen werden nämlich die ätherischen Öle, die Basilikum und Kerbel, Petersilie und Dill ihr herrliches Aroma verleihen, bereits durch die Schleimhäute aufgenommen und mit dem Blut direkt ins Gehirn befördert, wo sie ein biochemisches Feuerwerk auslösen. Bei Schokolade steht Phenylethylamin, ein hirneigener Botenstoff, im Verdacht, die Verliebtheit so richtig anzustacheln. Sellerie und Trüffel liefern Androstenol, einen Bestandteil des Männerschweißes, den Frauen angeblich sehr zu schätzen wissen. Austern sollen durch ihren hohen Zinkgehalt den Nachrichtenfluss zwischen den erotischen Zentren des Gehirns beschleunigen. Und Inhaltsstoffe wie Alkaloide sorgen dafür, dass manche Pflanzen psychedelisch und bewusstseinserweiternd, stimulierend und leistungssteigernd wirken – was wiederum der Leidenschaft auf die Sprünge hilft.

Zieht man gleichzeitig in Betracht, dass im Hypothalamus, einem Teil des Zwischenhirns, nicht nur sexuelle Gelüste, sondern auch das Verlangen nach Speis und Trank ausgelöst werden, liegt ein direkter Zusammenhang zwischen sinnlichem Begehren und kulinarischen Genüssen auf der Hand. Allerdings gibt es auch sogenannte Anaphrodisiaka, also regelrechte Liebestöter. Sie kühlen den Körper, statt ihn anzuheizen, verlangsamen den Puls und machen eher schläfrig als munter. Dass ausgerechnet die anaphrodisisch wirkende Gurke eine phallische Form hat, ist so gesehen wohl ein Scherz der Natur.

Die sinnlichsten Speisen nützen allerdings wenig, wenn die Kunst der kulinarischen Verführung beim Einkauf beginnt –

und endet. So wie Champagner in Wassergläsern höchstens die Nase kitzelt, aber kein prickelndes Verlangen hervorruft, wird auch ein Liebesmahl ohne entsprechendes Ambiente bestenfalls den Magen füllen.

Eines der ungewöhnlichsten und zugleich erotischsten Liebesmenüs stammt aus der Feder von Filippo T. Marinetti, der den schüchternen Helden seines Buches *Cucina Futurista* (1930) ein Essen für seine Angebetete servieren lässt. Die von Tausend-und-einer-Nacht inspirierten Gänge tragen so außergewöhnliche Namen wie »Ich begehre sie« und »So werde ich sie lieben«.

Was Marinetti hier inszeniert, ist reinste Psychologie der Lust. Denn die verführerischen Placebos aus anregenden Geschmäckern und betörenden Düften können weder sportliche Höchstleistungen im Bett *her*zaubern noch sexuelle Störungen *weg*zaubern. Als Requisiten eines erotischen Theaters aber wirken sie wie ein lukullischer Softporno, der die Sinne betört und die Phantasie beflügelt.

Muss last, but not least nur noch die Chemie stimmen. Denn wo kein Funke sprüht, kann auch kein Feuer lodern. Wenn sich zwei aber lustvoll verführen wollen, kitzelt das gemeinsame Schlemmen am Tisch die Libido genüsslich wach – und bereitet sie vor auf das große Finale im Bett.

33 Spielzeug oder:
Die kleinen Helfer der Lust

»Ein Vibrator und ein Kochlöffel gehören in jeden guten Haushalt!« Mit diesem lapidaren Satz brachte Ingrid Mack 1994 Wiens ersten Condomi-Store in die Medien. Eine erotische Provokation? Wohl kaum. Hatte doch Deutschlands Sexshop-Pionierin Beate Uhse bereits 1962 in Flensburg das weltweit erste »Fachgeschäft für Ehehygiene« eröffnet. Pünktlich zu Weihnachten übrigens, damit über die Feiertage der erwartete Sturm der Empörung etwas abflauen konnte. Was nur bedingt gelang, wie mehr als zweitausend Anzeigen gegen ihre Geschäfte bewiesen.

Dreißig Jahre später lag die Provokation wohl in der Analogie. Der Kochlöffel als Synonym für das brave Heimchen am Herd. Der Vibrator als Symbol für die libidogesteuerte Emanze. Dabei liegt nichts näher als der Vergleich zwischen kulinarischen und erotischen Genüssen. Beide sind ebenso anregend wie lustvoll. Und beide variieren von bodenständig bis raffiniert.

Der kleine/große Unterschied? Wenn es um kulinarische Vergnügen geht, sind wir durchaus mutig. Und neuen Erfahrungen gegenüber aufgeschlossen. Sushi beim Japaner, Gyros beim Griechen, Gumbos im Cajun-Lokal – die Vielfalt reizt den Gaumen und die Phantasie. Wir haben auch nicht das geringste Problem damit, unsere Küchen technisch aufzurüsten. Ganz im Gegenteil. Ob Edelstahl-Ingwerreibe oder Jamie Olivers Gewürz-Shaker, italienische Pasta-Maschinen oder französische Crêpes-Maker – die kleinen, feinen Küchenhelfer sind Prestigeobjekte und bestens geeignet, kulinarische Kompetenz zur Schau zu stellen.

Warum also die Scheu vor den kleinen Helfern der Lust? Weil uns die Natur schon mit allem ausgestattet hat, was wir für sexuelle Begegnungen brauchen, kommt gerne als Argument für erotische Hausmannskost. Dann sollten wir allerdings auch mit den Fingern essen. Und zu allem greifen, was den Hunger stillt.

Doch das ist kein gutes Rezept für Gaumenfreuden. Weder am Tisch noch im Bett. Damit Sex zur Erotik à la carte werden kann, muss man ihn phantasievoll würzen. Mit »Gefühlen, Hunger, Begierde, Lust, Launen und verrückten Einfällen, damit Farbe, Geschmack und Rhythmus variiert werden können«, wie Anaïs Nin in ihren erotischen Tagebüchern notierte.

Und mit Sexspielzeug, das im Bett für Abwechslung sorgt. Denn so vielfältig einsetzbar Zunge, Lippen und Finger auch sind – manche »Sexationen« benötigen Reize der besonderen Art, die nur durch mechanische und elektrische Sextoys hervorgerufen werden können. Vibrationen beispielsweise, aber auch die Stimulation durch Ringe und Perlen, Noppen und Rillen, Fesselndes und Füllendes.

Dass das Faible für erotische Hilfsmittel kein Phänomen der Neuzeit ist, beweist ein kurzer Streifzug durch die Geschichte der lustbringenden Gerätschaften. Von denen übrigens hauptsächlich Frauen profitierten, wenn man von der Form auf die Funktion schließen darf. Denn Dildos in allen Varianten waren scheinbar immer schon Verkaufsschlager.

28 000 Jahre hat der älteste noch erhaltene Lustspender überlebt. Kein Wunder, ist das im Hohlen Fels bei Ulm gefundene Prachtexemplar mit zwanzig Zentimetern Länge doch aus Stein gehauen und damit zwar schwerer, aber auch weit resistenter als seine modernen Nachfahren. Die Chinesinnen griffen zu Phalluskopien aus Holz, Jade und Elfenbein, in Polynesien und vielen arabischen Ländern stand eindeutig geformtes Obst

und Gemüse hoch im Kurs. Der schönen Kleopatra wird neben unersättlicher Lust auch unbändige Phantasie nachgesagt: Eine mit Bienen gefüllte Papyrustüte soll ihr als Klitorisstimulator gedient haben, ein mit warmer Eselsmilch gefüllter Lederbeutel als Penisersatz.

Als wahres Eldorado für Dildoliebhaberinnen galt um 500 v. Chr. das griechische Milet – heute als Wiege der abendländischen Philosophie gerühmt, damals als Hauptstadt der »Olisbos« genannten Zauberstäbe weit über seine Grenzen hinaus bekannt. Der griechische Dichter Aristophanes wusste jedenfalls Bescheid. In seiner Komödie *Lysistrata* verweigern sich die Frauen ihren Männern, bis diese den Peloponnesischen Krieg beenden. Und halten sich in der Zwischenzeit mit »Frauenbeglückern« bei Laune. Leitet sich das Wort Dildo doch mit großer Wahrscheinlichkeit von »diletto« beziehungsweise »dilectus« ab, was sich mit »erfreuen« und »entzücken« übersetzen lässt.

Die nächste Innovation ließ auf sich warten. Erst 1869 entwickelte der Arzt George Taylor einen Vibrator. Riesengroß und dampfbetrieben, sollte er die weibliche Hysterie bekämpfen – und bescherte den Patientinnen dabei einen mechanisch ausgelösten Orgasmus. Im Jahr 1900 konnte man auf der Pariser Weltausstellung eine breite Palette stimulierender Geräte bestaunen, die mit Batterien und Strom, Muskelkraft, Wasser, Gas und sogar Wind betrieben wurden. Beworben wurden sie freilich nicht als Sextoys, sondern als Heilmittel. Was dem lustfördernden Einsatz durch Frauenhände keinen Abbruch getan haben dürfte.

Zu diesem Zeitpunkt stand freilich den Herren der Schöpfung ebenfalls ein ansehnliches Spielzeugarsenal zur Verfügung – vom Penisring bis zum Analplug. Sie waren auch die vorrangige Zielgruppe der ersten Sexshops, denen nicht ganz zu Unrecht ein Schmuddelimage anhing. Frauen wollten – und konnten – sich in derartigen Etablissements nicht sehen lassen. Und waren daher darauf angewiesen, was Man(n) nach Hause brachte.

Bis Beate Uhse kam und dem Ganzen mit dem Begriff »Ehehygiene« einen keimfreien und halbwegs seriösen Anstrich gab. Von lustvollem Shopping in ansprechendem Ambiente allerdings weit und breit keine Spur. Das gab es vorerst nur über dem großen Teich. Mit »Eve's Garden« in New York und »Good Vibrations« in San Francisco entstanden in den siebziger Jahren zwei Erotikshops, die speziell für Frauen gemacht und auf spezielle Frauenwünsche ausgerichtet waren. »Clean and well lit« – sauber und gut beleuchtet war das Credo, locker die Atmosphäre, die jungen Frauen hinter den Verkaufstheken weder schmuddlig noch aufgetakelt. Und wer nicht wusste, wozu ein Golden Butterfly dienen sollte, wurde umgehend aufgeklärt, dass sich damit die Klitoris ganz besonders intensiv reizen lässt. Ein Volltreffer. Denn Frauen haben nun mal einen anderen Zugang zum Thema Sexualität, eine andere Beziehung zu ihrem Körper und nähern sich dem Thema Erotik auf andere Weise, als Männer das tun.

Mittlerweile gibt es auch in jeder europäischen Großstadt spezielle Frauen-Sexshops. Und mit »magnolias« das erste deutschsprachige Erotik-Lifestyle-Portal im Internet, bei dem das weibliche Geschlecht in den Mittelpunkt gestellt und nicht nur »mitbedient« wird. Die Idee dahinter ist bestechend einfach – und darum einfach bestechend: Auch Frauen haben Spaß an deftiger Erotik, mögen es, wenn Klartext gesprochen wird, und lassen sich von Pornografie erregen. Aber sie wollen all das sozusagen mit Samthandschuhen angeboten bekommen. In edler Aufmachung. In hübscher Verpackung. Vor allem aber mit viel Sinn für Sinnlichkeit.

Erstklassige Erotikshops haben daher viel Ähnlichkeit mit erstklassigen Boutiquen. Unaufdringliche Präsentation wird mit kompetenter Beratung kombiniert. Der Genuss und das Sich-Selber-Verwöhnen stehen im Mittelpunkt. Das Sortiment reicht von Wellness-Produkten über erotische Geschenkideen und heiße Dessous bis zu Sexspielzeug und Hardcorefilmen. Und es darf nach Herzenslust getestet und probiert werden.

Wer trotzdem die Anonymität vorzieht, wird im Internet fündig, wo man auf unzähligen Seiten zwischen Designervibratoren und futuristischen Cyberskin-Dildos, Kamasutrapinseln mit essbarem Honigpuder und aromatisierten Kräuterölen, Liebeskugeln und reizender Wäsche wählen kann. Für manche Paare wird da schon das Surfen zum anregenden Auftakt für ein lustvolles »Danach«. Und das gemeinsame Öffnen der diskret verpackten Lustbarkeiten zum Amuse-Gueule für einen sinnlichen Abend.

Apropos Diskretion: Eine alte Postlerregel besagt – je neutraler das Paket, desto eindeutiger der Inhalt. Also bitte keine Illusionen! Sie können zwar die neugierige Nachbarin täuschen, aber Ihr Postler weiß genau, was er Ihnen da bringt.

34 Bilderreigen oder: Pornografische Erregung

Frauen und Sexfilme. Das heißt fast immer: Frauen in Sexfilmen. Als Darstellerinnen nämlich, die Sexphantasien erfüllen. Von Männern erdacht, für Männer gemacht. Und fast ausschließlich von Männern konsumiert. Was seit mehr als dreißig Jahren Frauen in aller Welt auf die Straße treibt und zu Antiporno-Aktionen animiert. Die bekannteste ist wohl jene von Alice Schwarzer und ihrem Magazin EMMA. Seit 1987 lanciert sie unter dem Schlagwort PorNO eine Kampagne für ein neues Antiporno-Gesetz und beruft sich dabei auf den provokanten Slogan radikaler No-Porn-Feministinnen: »Pornografie ist die Theorie, Vergewaltigung die Praxis«.

Ein Satz, der so nie bewiesen werden konnte. Denn seriöse Wirkungsstudien zu Pornografie gibt es kaum. Wohl aber Studien, die belegen, dass die meisten Frauen kein generelles Problem mit expliziten Sexszenen haben, sondern ein ganz spezifisches Problem mit in jeder Hinsicht billig gemachten Mainstream-Filmen.

Doch es geht auch anders. Frauen haben durchaus Lust auf – und Vergnügen an erotischen Scharfmachern. Vorausgesetzt, die bewegten Bilder bieten, was die weibliche Hälfte der Menschheit am Bildschirm sehen und erleben will: Heartcore statt Hardcore.

Eine spannende, witzige, durchaus auch augenzwinkernde Rahmenhandlung statt einer Aneinanderreihung purer Rammelszenen. Gute (und gut aussehende) Schauspieler statt überformatierter Muskelmänner in schäbigen Outfits. Schauspielerinnen, die mehr zu bieten haben als aufgeplusterte Lippen, Silikonbrüste und allzeit bereite Körperöffnungen. Und leidenschaftlicher Sex, bei dem die Lust der Frau im Mittelpunkt steht, ein Orgasmus auch anders erreicht werden kann als durch presslufthammerharte Penetration und der Höhepunkt des Mannes nicht gleichbedeutend ist mit dem Ende des Films.

Und tatsächlich, es gibt sie, diese speziellen Pornos für Frauen. Nicht oft, aber immer öfter. Denn Frauen sind nicht nur die am stärksten wachsende Klientel in der Erotikbranche, sie sind auch bereit, selbst Hand anzulegen. Vor und hinter der Kamera. Candida Royale, jahrelang als Pornostar ein Magnet an den Kinokassen, war eine der ersten, die sich in ihren Filmen an Frauenphantasien orientierte und nicht nur emotionale Szenen auf die Leinwand brachte, sondern auch witzig-niveauvolle Dialoge. Europäische Regisseurinnen folgten ihrem Beispiel mit ästhetisch anspruchsvollen »Artcores«. Ovidie in Frankreich etwa, Jennifer Lyon Bell in den Niederlanden oder Erika Lust in Spanien.

Auch in Deutschland werden Frauenpornos auf hohem Niveau produziert – und das gleich im doppelten Sinn des Wortes. Die Kulturwissenschaftlerin Corinna Rückert promovierte im Millenniumsjahr mit einer Dissertation über Frauenpornografie und setzte ihre gewonnenen Erkenntnisse gleich in die Tat um, sprich: in einen anspruchsvollen Sexfilm. Petra Joy, Deutschlands bekannteste Erotikfilmerin mit Wohnsitz in England, hat in Köln neben Film auch Geschichte und Politik studiert. Mit ihren durchaus expliziten Pornos provoziert sie nicht nur den Unterleib, sondern auch den Intellekt. Was diese zu Verkaufsschlagern macht. Und Petra Joy im Oktober 2009 zu einer gläsernen »Auster« verhalf – dem »Oscar« der Frauenporno-Filmbranche.

1. Feministischer Porno-Filmpreis Europa nannte sich das ungewöhnliche Event, bei dem die Filmpionierinnen der sexpositiven Frauenbewegung geehrt wurden. Organisiert von einer Frau, die ebenfalls als Quereinsteigerin ins Sexbusiness kam: Laura Méritt, Kommunikationswissenschaftlerin, feministische Linguistin und Initiatorin des PorYes-Festivals. Der Festivalname lehnt sich ganz bewusst an die von Alice Schwarzer seit über zwanzig Jahren betriebene PorNO-Kampagne an. Und führt sie auf anderer Ebene weiter. Denn mit dem Gütesiegel

»Fair-Porn – PorYes« werden in Zukunft Filme zertifiziert und ausgezeichnet, die den Kriterien für feministische Pornos entsprechen. Und die sind durchaus streng: Keine frauenverachtenden Darstellungen, keine Grenzüberschreitungen, kein Geschlechtsverkehr ohne Kondom, keine klassischen männlichen Ejakulationsphantasien. Erwünscht sind stattdessen Vielfalt bei den Kameraeinstellungen und bei den Sexpraktiken, liebevoller Körperkontakt, Energieaustausch – und Emotionen, die durchaus auch Liebesbekundungen mit einschließen dürfen.

Dass das nicht nur Regisseurinnen gelingt, beweist der dänische Filmemacher Lars von Trier. Berühmt für Kassenschlager unter dem Label »Dogma 95«, produziert er mit »Innocent Pictures« seit Jahren auch dogmatische Pornofilme, bei denen die Hauptdarstellerinnen ganz offensichtlich mit Lust und Leidenschaft bei der Sache sind.

Den Frauen gefällt's. Den Männern auch. Zumindest jenen, die mehr sehen wollen als die Hardcoreszenen im Großformat auf verwackelten Amateurvideos von YouPorn & Co. Die sich den visuellen Kick gemeinsam mit ihrer Partnerin gönnen möchten und dabei ihr erotisches Kabinett um einen anregenden Lustfaktor erweitern. Denn Pornografie, so die Kulturhistorikerin und Pro-Porn-Aktivistin Camille Paglia, »ist eine Kunstform, die beiden Geschlechtern uneingeschränkten Zugang zur menschlichen Phantasie gestattet«. Weshalb sie die unzensierte Darstellung jeglicher sexueller Spielarten befürwortet, auch wenn diese politisch nicht korrekt sind. Bei Frauen übrigens ebenso wenig wie bei Männern. Weil Pornografie eben keine Realität abbildet, sondern sexuelle Träume, die in einer phantastischen Gegenrealität ausgelebt werden.

Im Alltag scheuen trotzdem viele Paare davor zurück, zur DVD zu greifen. Denn wenn schon das Reden über Sex schwerfällt – wie viel schwerer fällt es dann, sich als PornokonsumentIn zu outen? Einzugestehen, dass die eigene Lust durch das Anschauen von Sexfilmen ebenso sicher und nachhaltig geweckt wird wie der Appetit durch den Geruch von Essen?

Manchmal hilft es, den Einstieg über unbewegte Bilder zu wagen. Ein erotischer Fotoband als Auftakt zum optischen Genuss eindeutiger Szenarien kann die Grenzüberschreitung erleichtern. »Ist das, was man denkt, Erotik? Und das, was man tut, Pornografie? Oder gilt nicht vielmehr: Was man denkt, ist, was man zu tun gedenkt? Also ist die Erotik die Pornografie des Kopfes. Und wie kommt die Erotik in den Kopf? Über das Auge, über den Blick!«, schreibt Reinhard Pohanka in einem Essay über erotische Fotografie.

Wie es dann weitergehen kann? Von einem Besuch im nächsten Videoshop ist eher abzuraten. Der Auswahl und des Ambiente wegen. Auch Sex-Supermärkte eignen sich nur bedingt für Premieren bei der gemeinsamen Pornobeschaffung. Zumal nicht nur Frauen ein Problem damit haben, sich unbefangen zwischen Filmtiteln wie »Geile Sex-Omas« und »Unersättliche Luder« auf die Suche nach einem Film zu machen, der Sex nicht schon im Vorspann auf »rein-raus-ab-zur-nächsten« reduziert.

Bleibt das Internet, wo es mittlerweile spezielle Seiten mit ausführlichen Beschreibungen sexpositiver Frauenfilme gibt (siehe Empfehlungen). Und Sexshops, die sich auf Frauen und Paare spezialisiert haben. Dort mag die Auswahl kleiner sein. Doch bei guter Beratung macht Klasse nicht nur die Masse wett. Sondern hilft auch dabei, das Liebesleben um eine neue, aufregende Facette zu bereichern.

35 Bettgeflüster oder:
Das Einmaleins des Dirty Talk

Die einen werden rot vor Scham, wenn sie nur daran denken – die anderen heiß vor Lust. Denn gekonnte Verbalerotik im Bett törnt ganz schön an. Schließlich wusste schon Woody Allen: »Guter Sex muss schmutzig sein.« Und das gilt beileibe nicht nur für Männer.

Gekonntes Timing, perfekte Wortwahl und Einfallsreichtum vorausgesetzt, reagiert so manche Frau, die im Alltag als über-zeugte Feministin jede Art von Sexismus zutiefst verabscheut, positiv auf Dirty Talk im Bett. Ob der Verstand nun zustimmt oder sich dagegen auflehnt: Es kann unglaublich erotisch sein, zuzuhören, wenn der Partner Klartext redet. Vor allem wenn die ersten Hemmschwellen bereits gefallen sind. Und es kann sich als ziemlich aufregend entpuppen, selbst in die aktive Rolle zu schlüpfen und beim Partner für heiße Ohren, große Augen und eine imposante Erektion zu sorgen. Schließlich wird damit ein Tabu gebrochen. Das kickt. Und macht wilde Worte zu einem wirkungsvollen Instrument, um Kopf und Körper auf ein leiden-schaftliches Liebesspiel einzustimmen.

Doch nicht alles, was die Dinge beim Namen nennt, erfüllt auch die hohen Ansprüche der Verbalerotik. Phantasievolle Sprachverführer sind gefragt, die mit Worten die Lust anheizen und die Libido beflügeln, das Kopfkino stimulieren und dabei den Verstand außer Kraft setzen. Denn wer erst einmal darüber nachdenkt, ob das Vokabular auch den Regeln der Political Cor-rectness entspricht, sollte lieber eine romantische CD einlegen als den Versuch starten, mit schmutzigen Worten für einen ex-plosiven Soundtrack im Bett zu sorgen.

Harsche Befehle im Turnlehrerjargon à la »mehr nach links und fester« oder »Vorsicht auf die Zähne! Und jetzt zeig, was du kannst!« sind definitiv ein akustischer Turn-off und lassen die Stimmung platzen wie eine übergroße Seifenblase.

Das Gegenteil ist ebenso wenig zielführend: Wer sich angelegentlich erkundigt, ob der oder die andere denn Lust auf einen Quickie hätte, liefert keine schmutzigen Worte, sondern bestenfalls dumme Sprüche – und die machen alles andere als geil.

Dirty Talk wird damit zum Spiel mit dem Feuer: Wer Pech hat, dem wird die Lust auf scharfes Liebesgeflüster im wahrsten Sinn des Wortes im Halse stecken bleiben. Wer dagegen einem Meister oder einer Meisterin der Verbalerotik begegnet, dem eröffnen sich neue Welten.

Was also muss passieren, damit die Worte gar nicht wild genug sein können?

Da wäre zunächst einmal eine gewisse Vertrauensbasis, denn jeder verbale Tiefgang sprengt die Grenzen der üblichen Konversation. Als Eisbrecher in einer jungfräulichen erotischen Beziehung sind frivole Einlagen daher ungeeignet. In einer längerfristigen Partnerschaft kann man sich mit wortgewaltigen Gebrauchsanweisungen dagegen verbal aufs Glatteis wagen, ohne die Tragfähigkeit der Verbindung aufs Spiel zu setzen. Trotzdem gilt es, das Terrain abzuchecken. Wenn Sie selbst oder Ihr Partner auf Kuschelsex eingestellt sind, wird auch das leidenschaftlichste Liebesgeflüster schnell zum Eigentor.

Wenn Sie kein Blatt vor den Mund nehmen wollen, sollten Sie das obszöne Erotikrepertoire zumindest in Grundzügen beherrschen. Und zudem ganz genau wissen, was Sie tun. Die leiseste Unsicherheit – und schon ist die Lust beim Teufel. Denn eines der wesentlichsten Merkmale des Dirty Talk ist seine Direktheit. Romantisch-lyrische Umschreibungen à la Rosamunde

Pilcher lösen höchstens Lachattacken aus, aber keine feuchten Höschen. Im Bett hat ein gut gebauter Mann eben kein »üppiges Glied«, sondern einen »großen, steifen Schwanz«.

Standardsätze aus Pornofilmen sind trotzdem nicht zu empfehlen. Wer will schon klingen wie Theresa Orlowski und Ron Jeremy in ihren besten Zeiten? Ideal sind maßgeschneiderte Sprachspielereien. Animalisch, wild und zupackend, aber trotzdem nicht so derb, dass die Grenzen des anderen überschritten werden. Feedback ist daher gefragt. Im Anschluss, wohlgemerkt, nicht mittendrin. Denn in der Hitze des Gefechts ist jede Manöverkritik kontraproduktiv.

Vorsicht ist auch beim Kasernenton angebracht. Verbale Strenge drückt sich in Feststellungen oder Befehlen aus, niemals in Aufforderungen oder Fragen – es sei denn, diese sind rhetorischer Natur und nur dazu da, die Lust zusätzlich anzuheizen.

Geborene ErzählerInnen entwerfen beim Dirty Talk ganze Spielszenarien, schlüpfen in fremde Rollen oder holen imaginäre SpielgefährtInnen ins Bett. Absolut tabu sind allerdings Geschichten über die bemerkenswerten Leistungen verflossener Lieben. Selbst andeutungsweise. Weniger dramatisch, aber trotzdem ein Fauxpas: der verbale Coitus interruptus. Gute Verbalerotik, die beide animiert, steigert sich bis zum Höhepunkt. Wer mittendrin aufhört, zerstört die Magie.

Letztendlich sollte Dirty Talk wie ein Zweitonkanal funktionieren. Worte und Berührungen gehen ineinander über, ergänzen und bedingen einander. Das macht den wilden Wortwechsel zu einem Balanceakt, der Einfühlungsvermögen und Klasse voraussetzt. Zwei Eigenschaften, die nicht allzu oft gemeinsam auftreten. Zumal viele Männer zwar eine Menge über Sex wissen, aber verdammt wenig über Erotik. Und viele Frauen zwar ihren zärtlichen Gefühlen Ausdruck geben können, aber nicht ihrem leidenschaftlichen Verlangen und ihrer animalischen Lust.

Um Dirty Talk der etwas anderen Art geht es beim wortgewaltigen Schlagabtausch außerhalb des Betts. Wenn die Emotionen hochkochen und man dabei rhetorisch auf einem Tiefpunkt angelangt ist, also wortwörtlich Dirty Talk betreibt, kann die Lust an der verbalen Auseinandersetzung ganz plötzlich in die Lust auf körperliche Nähe umschlagen. Womit sich ein Orts- und Stellungswechsel anbietet. Schließlich soll das Schönste am Streit die Versöhnung sein. Vorzugsweise im Bett.

Doch viele Frauen lassen Sex gerade dann nicht zu, wenn er für Entspannung sorgen könnte. Wie das klingt? In etwa so: Sie haben sich lautstark gestritten. Die Fetzen flogen nach allen Regeln des unfairen Streits. Sie hat geschrien, er hat gebrüllt. Dann eisiges Schweigen. Sie geht ins Bett. Er auch. Einschlafen können beide nicht. Seine Hand tastet sich langsam zu ihr hinüber. Streift ihren Schenkel. Wütend stößt sie seinen Arm zurück: »Bis du wahnsinnig. Du kannst doch JETZT keinen Sex wollen!«

Es könnte aber auch so laufen: Sie haben sich lautstark gestritten. Die Fetzen flogen nach allen Regeln des unfairen Streits. Sie hat geschrien, er hat gebrüllt. Dann eisiges Schweigen. Sie geht ins Bett. Er auch. Einschlafen können beide nicht. Seine Hand tastet sich langsam zu ihr hinüber. Streift ihren Schenkel. Sie öffnet die Beine. Lässt seine Finger weiterforschen. Streckt ihrerseits die Hand aus, um nach ihm zu greifen. Natürlich ist sie immer noch wütend. Verletzt. Böse. Aber auch unheimlich erregt. Deshalb schläft sie mit ihm. Wortlos, wild – und voller Leidenschaft. Auch wenn es ihr Kopf nicht begreifen kann: Ihr Körper will. Weil Streit ein Aphrodisiakum ist. Und Wut ihre Lust anheizt.

Am nächsten Morgen kann weitergestritten werden. Weil selbst ein gigantischer Orgasmus bekanntlich keine Konflikte löst und nur der Scheidungsrichter Sex als Friedenszeichen wertet.

Oder auch nicht. Denn durch das lustvolle Zwischenspiel ist vielleicht ein bisschen aggressive Luft aus der Sache raus. Und sich weniger wütend und mehr sachlich zu zanken hat noch keinem Paar geschadet.

Mag sogar sein, dass sich die beiden wirklich näher gekommen sind. Schließlich beeinflusst nicht nur die Psyche den Körper, sondern auch der Körper die Psyche. Und guter Sex, zumal mit einem Partner, den man begehrt, kann die Emotionen ganz schön in Aufruhr bringen. Fast so wie ein geflüstertes »Ich liebe dich – trotzdem«.

36 Liebeslehren oder: Die Kunst des Begehrens

Nicht nur in spiritueller, auch in erotischer Hinsicht können wir vom Osten viel lernen. Ob im Land der tausend Kulturen oder im Reich der Mitte – von Erotik, Sinnlichkeit und Begehren verstanden die alten Inder ebenso viel wie die alten Chinesen. Denn anders als im christlichen Westen, wo Sex spätestens seit Augustinus mit Sünde gleichgesetzt wurde, galt die geschlechtliche Vereinigung im tantrischen und taoistischen Osten schon immer als lustvolle Möglichkeit, Körper, Geist und Seele ins Gleichgewicht zu bringen. Und mit dem Liebesakt nicht nur kosmische Kräfte zu wecken, sondern auch einen energetischen

Austausch zwischen den Partnern anzuregen, der im Idealfall zu spirituell-erotischer Ekstase führt.

Gut für uns, dass in beiden Kulturen das Wissen um die körperlichen und geistig-seelischen Aspekte lustvoller Sexualität in umfangreichen Liebeslehren festgehalten wurde. Denn – zeitgemäß interpretiert – bieten sowohl das Tao der Liebe als auch das tantrische Kamasutra spannende Anregungen für erotische Liebesspiele weitab von Nullachtfünfzehn-Sex.

Vor allem der chinesische Weg zu mehr Lust (und Liebe) ist für Frauen pures Vergnügen. Wusste doch schon der legendäre Gelbe Kaiser, dass ein Mann nur dann echte Befriedigung findet, wenn seine Partnerin maximale Wonnen erlebt. Erotik auf Basis von Yin & Yang sozusagen, mit Chi, der universalen Lebensenergie, als treibender Kraft.

Moral war dabei kein Kriterium. Und die Vorstellung, Sex sei nur als Zeugungsakt gottgefällig, wäre wohl keinem der Ärzte, Philosophen, Gelehrten und Kaiser in den Sinn gekommen, die sich mit dem Tao der Liebe beschäftigten. Ganz im Gegenteil: Sie nannten Sex die »Medizin der himmlischen Lust« und waren überzeugt, dass »die Schöpfung um des Liebesspiels willen geschah. Denn solange nur Einheit existierte, gab es kein Entzücken. Doch als die Einheit zuerst aufgehoben wurde und Mann und Frau dann wieder miteinander verbunden wurden, war das Entzücken groß.«

In taoistischen Beschreibungen wird dem Mann überwiegend Yang-Energie, der Frau überwiegend Yin-Energie zugeordnet. Yin ist kühl wie Wasser, geheimnisvoll und verborgen, tröstend, beruhigend und geduldig. Im Gegensatz dazu ist Yang heiß wie Feuer, schnell, aggressiv, direkt und zielgerichtet. Sex, der nicht nur dem Körper, sondern auch der Seele guttut, ist deshalb ein energetischer Prozess, der den Ausgleich zwischen diesen essentiellen Energien von Frau und Mann ermöglicht. Denn nach der chinesischen Medizin verbindet Menschen beim Geschlechtsverkehr mehr als Lust und emotionale Intimität – sie teilen Chi miteinander und profitieren beide von der energetisierenden Wirkung der Urenergie. Dabei gilt: Lebendiges Chi ist die Basis für ein lebendiges Liebesleben. Und guter Sex führt zu gutem Chi, das sich entlang der Meridiane durch den ganzen Körper bewegt.

Doch wie funktioniert nun die Kunst der Verführung im Zeichen des schwungvoll geteilten Kreises? Indem sich die Verführungsstrategien an den Prinzipien von Yang (aufsteigend wie Feuer) und Yin (absteigend wie Wasser) orientieren. Wer einen Mann erobern möchte, darf ihn das ziemlich direkt wissen lassen. »Ich will dich«, mit klaren Worten und ebensolcher Körpersprache kommuniziert, wirkt wahre Wunder. Und es kann nicht schaden, hinzuzufügen: »Und zwar gleich!« Frauen sollten dagegen emotional inspiriert werden, damit sie Lust bekommen. Deshalb ist ein geflüstertes »Ich bete dich an!« mit ziemlicher Sicherheit wirkungsvoller als ein unverblümtes »Schlaf mit mir!«.

Wo im Westen der Liebesakt meist endet, beginnt er im Osten erst. Nämlich mit einem Orgasmus der Frau. Dem ersten von vielen. Denn in den traditionellen chinesischen Lehren wird IHR Einstiegsorgasmus nicht als Höhepunkt betrachtet, sondern nur als Zeichen von Chi-Fülle und Zwischenstadium auf dem Weg zu größerer, ekstatischer Lust. Als Belohnung empfängt ein liebeserfahrener Mann, der seine Partnerin schon zum Auftakt auf Wolke sieben schickt, die größtmögliche Menge an weiblichem Chi.

Damit ER beim ausgedehnten Vorspiel, dem »Weg zu den Sternen«, nicht zu früh kommt, lehrt das Tao der Liebe den »himmlischen Orgasmus« – eine Folge von ejakulationslosen Höhepunkten. Was nicht heißt, dass Man(n) nicht mehr kommen darf. Sondern nur, dass Man(n) nicht immer kommen muss. Glaubt man nämlich den Weisen des Ostens, wird »der Himmel auf die Erde gebracht«, wenn es beiden Partnern gelingt, ihre sexuellen Energien bewusst zu steuern. Und so aus Yin und Yang wieder ein Ganzes zu machen – in universeller Harmonie.

Um körperliche und spirituelle Einheit geht es auch im Tantra, einer Lebensphilosophie, deren Wurzeln bis in die 10 000 Jahre alte Induskultur zurückreichen. Der Sanskrit-Begriff bedeutet Gewebe und Zusammenhang, aber auch innerstes Wesen und lässt sich als Vereinigung von Gegensätzen verstehen.

Die – zumindest im Westen bekannteste – Tantra-Schrift ist das Kamasutra, die 1600 Jahre alte Lehrschrift über die Kunst des lustvollen Liebens. Es dürfte allerdings kaum ein anderes Buch geben, das so oft als reine Stellungsfibel für akrobatischen Sex missverstanden und als Anleitung für ausgefallene Koituspositionen interpretiert wurde. Tatsächlich beschäftigt sich nur ein Bruchteil der 1250 Sutren (Lehrsätze in Versform) mit den unterschiedlichen Möglichkeiten der intimen Vereinigung. In weiten Teilen liest sich das Kamasutra dagegen wie ein animierender Wegweiser vom Durchschnittssex zur Kunst des Begehrens.

Dabei kommt es nicht darauf an, wie viele der 64 Stellungen ein Paar beherrscht. Sondern um die Entwicklung von Einfühlungsvermögen und Sensitivität. Um die Fähigkeit, sowohl den eigenen Körper als auch den des Partners wie ein Instrument zum Schwingen zu bringen. Und um das Wissen, dass jeder Liebeszauber aus drei Teilen besteht – aus Vorspiel, Höhepunkt und Nachspiel; aus sehnsüchtigem Verlangen, animalischer Lust und sinnlicher Vereinigung.

Doch was hat Mallanaga Vatsyayana, der Autor des Kamasutra, allen Liebenden nun ganz konkret mit auf den Weg zu geben?

Zunächst einmal das Bewusstsein, dass Sex zwar im Mittelpunkt stehen mag, das Drumherum aber gleichermaßen wichtig ist. Gefühle sind ebenso gefordert wie Verstand. Zärtlichkeit ebenso wie gegenseitige Achtung. Und ein Ambiente, das Körper, Geist und Seele gleichermaßen betört. Nur dann wird das Liebesspiel zu einem inszenierten Fest: das schmeichelnde Gefühl von Seidenlaken, das betörende Aroma von Räucherstäbchen, die schwebenden Klänge sphärischer Musik – und dazu die sanfte Bewegung zweier Körper, die einander wirklich spüren.

So gesehen ist das Kamasutra eine äußerst phantasievolle Anleitung zum sinnlichen Vorspiel. Genüsslich wird die Prozedur des gegenseitigen Einreibens mit erwärmtem Öl beschrieben, das Gleiten der Hände über die leicht errötende Haut, das langsame Vordringen an geheime Stellen. Genüsslich auch die Beschreibung von Federspielen und Liebesschlägen, die als erotisches Reizmittel dienen. Selbst Stimulanzien und Aphrodisiaka hat der Meister des Begehrens nicht vergessen, denn auch im alten Indien war das Wollen manchmal größer als das Können.

Nur ein Thema fehlt: der orale Genuss. Die »Einigung mit dem Mund« war zu Vatsyayanas Zeiten nämlich ausschließlich Eunuchen und Dienerinnen gestattet. Doch auch in diesem Punkt ging dem Autor letztendlich Lust vor Anstand. Denn im finalen Satz des neunten Kapitels lässt er allen Paaren ein Hintertürchen offen. Frei nach dem Motto: »Was niemand weiß, macht niemanden heiß.«

37 Solonacht oder:
Schnelle Nummer One-Night-Stand

Kommen, sehen, siegen. Und weiterziehen. Auf diese einfache Formel lässt sich ein guter One-Night-Stand bringen. Denn manchmal ist es pure Lust, die einen antreibt auf der Suche nach dem ultimativen erotischen Abenteuer – anregend, aufregend und unkompliziert. Wobei am Schluss nicht ein Verlierer, sondern zwei Sieger aus der spontanen »Liebesschlacht« hervorgehen sollten.

Politisch korrekt ist das Ganze nicht. Aber ziemlich genussvoll. Vorausgesetzt die beiden Menschen, die ihre erotischen Vorlieben und Leidenschaften ganz ohne Verpflichtungen ausleben, halten sich dabei an die ungeschriebenen Regeln einer Solonacht.

Wie das bei Regeln aber nun mal so ist, werden sie gerne gebrochen. Bewusst oder unbewusst. In jedem Fall aber mit unerfreulichen Folgen. »Don't you know, that you're nothing more than a one-night stand«, sang Janis Joplin ihrem Lover ins Gesicht. Und brachte damit das elementarste der vielen ungeschriebenen One-Night-Stand-Gesetze auf den Punkt. Denn »one-night« heißt eine Nacht. Und kein da capo.

Wer mehr erwartet, produziert Frust, Enttäuschung – und Ärger. Denn aus der Sicht des Mitspielers wird die Abmachung einer unverbindlichen sexuellen Begegnung gebrochen, werden die Spielregeln verletzt. Aus einer lustvollen Nacht wird eine verhängnisvolle Affäre.

Wer einen One-Night-Stand als Vergnügen ohne Reue erleben will, braucht deshalb eine gesunde Mischung aus Selbstbewusstsein, Selbsterkenntnis und Selbstbeherrschung. Und ein Drehbuch in fünf Akten, das schon im Vorfeld die wichtigsten Konfliktpunkte klärt. Denn wenn man erst einmal an der Bettkante steht, machen die Hormone jeden logischen Gedanken zunichte.

Akt eins trägt den Titel »Lust statt Liebe«. Der wichtigste Aspekt: Bei einer schnellen Nummer dürfen Herz und Gefühle nicht dazwischenfunken. Wer sich für unverbindliche Begegnungen offen zeigt, insgeheim aber nach einem Partner fürs Leben Ausschau hält, begibt sich auf eine emotionale Achterbahnfahrt. Es gilt also zum Auftakt, die eigenen – und eigentlichen – Motive und Bedürfnisse zu klären. Will ich Sex oder Zärtlichkeit? Berührung oder Befriedigung? Liebe oder Lust? Kann ich mit Zurückweisung umgehen, oder fühle ich mich am Morgen danach als Sexspielzeug missbraucht? Und nicht zu vergessen: Bin ich wirklich aufgeschlossen genug, unverbindlichen Sex zu genießen, oder holt mich irgendwann mein schlechtes Gewissen ein?

Während die meisten Männer diese Fragen eher locker aus der Hüfte heraus mit »Ich will Sex – nicht mehr, nicht weniger« beantworten, tun sich die meisten Frauen schwer mit so viel Nonchalance. Schließlich haben wir gelernt, dass die weibliche Hingabe ein kostbares Gut ist, das eine Frau sparsam zu verwalten hat. Altmodisch, gewiss. Aber durchaus geeignet, hinterher Schuldgefühle auszulösen. Wenn Sie sich nicht ganz sicher sind, unbeschädigt über diesen Schatten springen zu können, sollten Sie die Finger von spontanen Affären lassen – der lange Katzenjammer ist das kurze Vergnügen nicht wert.

Akt zwei trägt den Titel »Zu mir oder zu dir?«. Sobald die Präliminarien geklärt sind, kommt es zur unvermeidlichen Frage, wessen Bett denn nun zum Ort des Geschehens werden soll. Männer haben da selten präzise Vorlieben, sie würden sich notfalls auch mit der Autorückbank begnügen, wenn der Annäherungsversuch bereits weit genug gediehen ist. An den Morgen danach denken sie sowieso nur in Ausnahmefällen.

Frauen sind auch in dieser Hinsicht meist ihrer Zeit voraus. Und können sich durchaus vorstellen, dass es wenig Vergnügen bereitet, in den Armen eines Fremden zu erwachen, der einem zwar vor wenigen Stunden noch die Kleider vom Leib gerissen hat, jetzt aber mit verschlafenem Blick und ebensolcher Stimme ins Bad schlurft und nach einer Tasse Kaffee verlangt. Ein bisschen viel Intimität auf einmal. Von den Peinlichkeiten, die ein gemeinsames (Kater-)Frühstück mit sich bringen können, ganz zu schweigen.

Der größte Vorteil der »Gastrolle«: Sie müssen sich weder um die Bewirtung noch ums Bettenmachen und Aufräumen kümmern, sondern nur um Ihre eigene Lust. Und können gehen, wann immer Sie wollen.

Freilich hat auch die »Gastgeberrolle« gewisse Vorzüge: In den eigenen vier Wänden bewegt man sich oft freier und sicherer. Und wirft im Notfall eben alle Anstandregeln über Bord und komplimentiert den Mitspieler »danach« höflich hinaus. Bei einer Liebesnacht ohne Fortsetzung kommt es zu diesem Zeitpunkt schließlich nicht mehr darauf an, was er davon hält.

Akt drei heißt kurz und bündig »Kondom – na sicher!«. Und dem ist eigentlich nichts hinzuzufügen. Wer »unten ohne« unterwegs sein will, ist kein geeigneter Kandidat für Sex. Schon gar nicht für spontanen Sex, der in jeder Hinsicht ohne Folgen bleiben soll.

Akt vier hat dagegen Überlänge, denn er steht unter dem Titel »Mein Vergnügen, dein Vergnügen«. Es liegt in der Natur der Sache, dass sich bei einem einmaligen Erlebnis jeder selbst der Nächste ist. Und es liegt ebenfalls in der Natur der Sache, dass Männer damit weitaus weniger Probleme haben als Frauen.

Physisch, weil sie nun einmal schneller (und zuverlässiger) zum Orgasmus kommen. Psychisch, weil sie ein Anrecht auf sexuelle Befriedigung für selbstverständlich halten und ohne Höhepunkt das Bett nur unfreiwillig verlassen.

Wenn eine Frau bei einem One-Night-Stand auf ihre Kosten kommen will, muss sie die gängigen Verhaltenscodes kurzfristig ausblenden. Vergessen Sie alles, was Sie jemals über Political Correctness zwischen den Laken gehört haben. Das ist nur relevant für zwei, die mehr sein wollen als Gast für eine Nacht. Selber aktiv sein, auf Schamgrenzen pfeifen und endlich einmal die eigenen Phantasien ausleben, ohne dauernd auf die Bedürfnisse des anderen zu achten – das ist es, was die schnelle Nummer auch für Frauen so reizvoll macht. Vorausgesetzt, frau weiß, was ihr guttut – und wie sie sich Gutes tun lassen kann.

Akt fünf heißt ganz prosaisch »Abschied ohne Folgen«. Stellen Sie sich vor: Der Sex war phantastisch, die Nacht ein Erfolg. Nicht obwohl, sondern weil es bei diesem einen Mal bleiben soll. Probleme gibt's allerdings, wenn der One-Night-Stand im Alltag immer wieder auftaucht. Was bei Vorgesetzten und Kollegen genauso wahrscheinlich ist wie beim besten Freund oder dem Kellner der eigenen Lieblingsbar. Da lohnt es sich, vorher darüber nachzudenken, ob Sie hinterher wirklich mit süffisantem Grinsen und zweideutigen Bemerkungen leben können.

Wirklich unangenehm wird die Sache bei einem Seitensprung. Da hilft nur noch Klartext: Sprechen Sie das Thema vor dem letzten Abschiedskuss an, und vereinbaren Sie verbindliche Verhaltensregeln für ein eventuelles Wiedersehen. Mit etwas Glück hat der andere genauso wenig Interesse an einer kompromittierenden Situation wie Sie selbst.

Bleibt, zu guter Letzt, ein Epilog. Und der trägt den Titel »Was tun, wenn es doch passiert?«. Sex für eine Nacht – und dann good bye – so war es vereinbart. Doch die leidenschaftlichen Stunden haben so viel Eindruck hinterlassen, dass man den One-Night-Stand gerne zu einem One-Life-, One-Year- oder zumindest One-Week-Stand erweitern will.

Idealerweise spüren beide am Morgen danach dieses zartes Kribbeln im Bauch und sehen sich verliebt in die Augen. Wahrscheinlicher ist allerdings, dass meistens nur eine Gefühle entwickelt – nämlich die Frau.

Wenn Sie sich dabei ertappen, von einer Wiederholung zu träumen, sollten Sie die ganze Sache daher vorsichtig angehen. Tiefgreifende Diskussionen am eigenen Küchentisch vermeiden. Und das Gegenüber lieber zu einem Frühstück ins nächste Kaffeehaus einladen. Dort spricht es sich leichter, und beide haben die Möglichkeit, ihre Gefühle zu analysieren. Danach bleibt immer noch Zeit genug, um gemeinsam zu entscheiden: Geht jeder seiner Wege, oder geht's gemeinsam zurück ins Bett?

38 Seitensprung oder: Die Lust an der Abwechslung

Die heimliche Geliebte ist allgegenwärtig. In den Medien. Im Kino. In Dreigroschenromanen. Vom heimlichen Geliebten ist dagegen wenig zu hören. Doch die Zahl der Schattenmänner steigt. Denn die Frauen holen auf. Gönnen sich außereheliche Vergnügungen, die über Jahrhunderte nur den Herren der Schöpfung zugestanden wurden. Und leisten sich den Luxus eines Liebhabers – frei nach dem Schlagerklassiker: »Warum soll eine Frau kein Verhältnis haben?«

Die Kirschen in Nachbars Garten waren schon immer verlockend. Kein Wunder also, dass die spannendsten Geschichten immer von Seitensprüngen handeln. Ohne heimliche Affären gäbe es kein großes Theater und keine kleinen Boulevardkomödien, keine Wahlverwandtschaften und keine Effi Briest. Krimis verlören ihre Hauptverdächtigen, Soap-Operas fänden nach zwei Wochen ein jähes Ende, und der Sensationspresse fehlten die spektakulärsten Covertitel.

So offen wie heute wurden Seitensprünge allerdings noch nie angebahnt. Kein Kleinanzeigenteil von Zeitungen mehr ohne Inserate wie diese: »Er, Ende 30, geb., sucht ebenfalls geb. Frau für erotisches Abenteuer.« Oder: »Gebunden und trotzdem allein? Flotte Sie (42) möchte Dich kennenlernen!« Keine Internetplattform ohne Partnerforen, in denen sich Seitensprungwillige vernetzen. Und kaum eine Großstadt ohne Seitensprung-Agentur, die zum Fremdgeh-Partner auch gleich die »zehn besten Tipps zum perfekten Seitensprung« mitliefert.

Den perfekten Seitensprung gibt es freilich so selten wie den perfekten Mord. Gelegenheiten, eine »Nebenbei«-Beziehung auszuleben, gibt es dagegen mehr als genug. Und sie werden, so scheint es, von beiden Geschlechtern genützt.

Statistiken neigen zur Lüge – Seitenspringer sowieso. Entsprechende Studien sind deshalb bestenfalls als Sittenbild zu werten. Trotzdem gehen renommierte Sozialwissenschaftler davon aus, dass sich die Zahl der fremdgehenden Frauen jener der seitenspringenden Männer langsam, aber sicher annähert. »Wachsende Partnermobilität« ist der Terminus technicus, mit dem sich auch eines der größten mathematischen Rätsel löst. Denn die bisherige Rechnung, nach der zwei Drittel aller Männer, aber nur ein Drittel aller Frauen von den Kirschen aus Nachbars Garten naschen, war schon rein rechnerisch nicht wirklich nachzuvollziehen.

Eine Diskrepanz tut sich freilich auch zwischen Wollen und Sollen auf. Während Oscar Wilde Treue schlicht als Mangel an Mut und Einbildungskraft definierte, zeigen aktuelle Umfragen, dass Monogamie vor allem bei den unter Dreißigjährigen wieder als Tugend gilt. Achtzig Prozent aller Frauen und Männer erwarten von ihrem Partner beziehungsweise ihrer Partnerin sexuelle Treue – allerdings ohne für sich selbst die Hand ins Feuer legen zu können.

Stellt sich die Frage: Wieso können wir der Verlockung so schwer widerstehen? Was steckt hinter der Lust auf fremde Betten?

Theorien dazu gibt es wie Sand am Meer. Vor allem jene, die den Seitensprungtrieb der Männer scheinbar logisch erklären. Schließlich, so die Vertreter der »Männer-können-gar-nicht-anders«-Fraktion, liege es in der Natur des starken Geschlechts, allzeit bereit zu sein – und dieser Bereitschaft auch die entsprechenden Taten folgen zu lassen. Gerne wird auch auf die Tatsache verwiesen, dass in den vergangenen Jahrtausenden den Männern in den meisten Kulturen die Polygamie gestattet war. Mit gutem Grund, so das gängige Argument, denn im Laufe der Evolution hätten jene Männer den Fortbestand ihrer Sippe am besten gesichert, die ihre Gene möglichst vielfältig verteilten. Ein alter (und wissenschaftlich umstrittener) Hut zwar, aber wenn es um ihren Genuss geht, sind die Herren der Schöpfung Meister im Argumentieren.

Relativ neu sind dagegen die Theorien über die weibliche Lust am Seitensprung. Lange galt Charles Darwins Vorstellung des »zimperlichen Weibes« als oberstes Dogma. »Die Mehrheit der Frauen ist zum Glück nicht sehr mit sexuellen Gefühlen irgendwelcher Art belastet«, ließ er die (Männer-)Welt wissen.

Mittlerweile häufen sich die Beweise, dass Frauen in Sachen Lust und Begierde den Männern in keinerlei Hinsicht nachstehen. Ethnologische Studien lassen sogar den Schluss zu, dass Seitensprünge mit mehreren Partnern dem Naturell vieler Frauen weit mehr entsprechen als die Treue bis in den Tod.

Ein Blick in die Geschichtsbücher hätte freilich genügt, um zu zeigen, dass Frauen trotz ungleicher Geschlechterverhältnisse, religiöser Verbote und Androhung rigider Strafen schon immer auf die Fähigkeiten erotischer Dienstleister zurückgriffen, wenn im Ehebett nur noch Frust statt Lust herrschte. Besonders aufschlussreich sind in dieser Hinsicht Casanovas Memoiren. Stimmt auch nur die Hälfte der unendlichen Geschichten, darf man getrost davon ausgehen, dass so manche venezianische Ehe nicht trotz, sondern wegen der erotischen Verfügbarkeit des größten Liebhabers aller Zeiten Bestand hatte.

Auch der weibliche Teil der Menschheit ging – und geht – also lustvoll fremd. Genau wie die Männer. Doch wenn zwei das Gleiche tun, ist es noch lange nicht dasselbe. Denn die feminine Lust am Seitensprung hat andere Ursachen. Da geht es zwar auch um Sex, aber nicht darum, sich der eigenen Potenz zu versichern. Viel eher wird nach dem gesucht, was in festen Partnerschaften fehlt, wenn die Langeweile den Sieg über die Libido errungen hat. Romantik. Leidenschaft. Abenteuer. Hingabe. Und Selbstbestätigung.

Eine Geschlechterdifferenz gibt es auch bei den Begründungen für den Fehltritt. Frauen verweisen oft auf Mängel in ihrer Primärbeziehung – zu wenig Aufmerksamkeit, zu wenig Begehren. Viele Männer behaupten dagegen, ein Seitensprung hätte nichts mit ihrer bestehenden – und von ihnen als gut empfundenen – Partnerschaft zu tun. Das sei »ganz etwas anderes« – unabhängig von und ganz ohne negativen Einfluss auf ihre offizielle Beziehung.

Was stimmen mag, solange der geheime Seitensprung tatsächlich geheim bleibt. Fliegt er dagegen auf, wird er nur selten als Chance auf einen partnerschaftlichen Neubeginn gewertet. Kaum etwas kränkt so nachhaltig wie sexuelle Untreue. Kaum etwas tut so weh wie die Vorstellung, dass der eigene Körper mit dem einer anderen oder eines anderen verglichen wird, der vermutlich jünger und schöner, ganz sicher aber als erotischer empfunden wird als der eigene. Und kaum ein Schmerz sitzt tiefer als das Bewusstsein, die oder der Betrogene zu sein. Denn wider besseres Wissen stellt jeder Seitensprung nicht nur die eigene Attraktivität in Frage, sondern auch den Selbstwert.

Davon, wie schwer es ist, einmal zerstörtes Vertrauen wieder aufzubauen, können Paartherapeutinnen und Eheberater ein Lied singen. Bei einem einmaligen »Ausrutscher« steht zwar nur selten die sofortige Trennung im Raum, doch längerfristig angelegte Untersuchungen zeigen, dass die Beziehung durch Misstrauen oft über viele Jahre belastet bleibt. Wie so oft gibt es Ausnahmen von der Regel. Immer wieder finden sich Paare, die glaubhaft versichern, dass erst der außerhäusliche Sex das partnerschaftliche Liebesleben wieder angekurbelt und damit der ganzen Beziehung neuen Schwung verliehen habe.

Die Chancen, sich ungestraft den evolutionären Trieben hingeben zu können, stehen trotzdem vergleichsweise schlecht. Da hilft es auch nicht, wenn Spezialagenturen für entsprechende Alibis sorgen. Zwar kann man per Internet von telefonischen Bestätigungen über fingierte Einladungen zu Geschäftsreisen bis zur Blind-Date-Rettung alles bestellen, was das Seitenspringerherz begehrt. Doch der Partner lässt sich nur in den seltensten Fällen mit Blindheit schlagen, wie eine Studie aus dem Jahr 2006 belegt. Für Theratalk®, ein wissenschaftliches Projekt am Institut für Psychologie der Georg-August-Universität Göttingen, wurden 3300 Betrogene interviewt: Weit mehr als die Hälfte spürten binnen kurzer Zeit, dass der andere auf erotischen Abwegen war. Einen Schritt weiter gingen israelische Forscher. Sie befragten Betrogene, welche Konsequenzen sie gezogen hätten. Ein gutes Viertel gab an, sich ganz im Sinn des Bibelspruchs »Aug um Auge, Zahn um Zahn« an dem Partner beziehungsweise der Partnerin gerächt zu haben, indem sie ebenfalls die Kirschen aus Nachbars Garten genossen.

39 Risikomanagement oder: Keine Chance für Aids & Co.

Die Liebe in den Zeiten der Cholera war schwer. Die Liebe in den Zeiten von Aids kann tödlich sein. Wir alle kennen die aktuellen Zahlen der Weltgesundheitsorganisation (WHO) – 33 Millionen HIV-Infizierte weltweit, jährlich rund 3000 neue HIV-Diagnosen in Deutschland, 800 in der Schweiz und etwa 500 in Österreich. Wir haben die Benetton-Plakate mit dem sterbenden Aidskranken gesehen und erinnern uns an die schockierenden Bilder von Aidstoten – gezeichnet von dieser unheimlichen Krankheit, die Liebe und Tod brutal aneinanderkettet.

Wir wissen also, dass im Bett nichts mehr so ist, wie es einmal war. Trotzdem steigt die Zahl der Neuinfektionen. Denn das Risikobewusstsein und die Bereitschaft zu Safer Sex sind vor allem außerhalb der klassischen Risikogruppen gering. Klar, bei einem One-Night-Stand sind Kondome Pflicht. Doch wenn zur Lust die Liebe kommt, bleibt der Gummi meist unbenutzt, und die Angst wird ins hinterste Eck des Gehirns verbannt. »Mir wird schon nichts passieren« ist dann der Leitspruch – gepaart mit der Hoffnung, dass man der Partnerin, dem Partner vertrauen kann.

Doch eine HIV-Infektion ist niemandem anzusehen. Und (fast) jeder neuen Liebe geht eine alte voraus – von Abenteuern und Seitensprüngen einmal ganz zu schweigen. Im Klartext heißt das: Sex hat man nicht nur mit einer Person. Sondern mit allen, die in den letzten zehn Jahren mit diesem Menschen geschlafen haben, und mit allen, die mit den Partnern des Partners intim waren. Ein endloser Reigen, dessen Dimension eine einfache Rechnung deutlich macht.

Nehmen wir an, Sie haben bisher mit fünf Männern geschlafen, die ihrerseits jeweils acht Sexpartnerinnen vor Ihnen hatten. Und diese hatten wiederum mit je fünf Männern Sex. Dann ist Ihre Gesundheit schon jetzt mit jener von mehr als 200 Menschen vernetzt – und nur fünf davon kennen Sie persönlich.

Kein Grund, sich dadurch die Lust verderben zu lassen. Doch Grund genug, sich nicht schutzlos in eine Affäre zu stürzen – oder dem Partner blindlings zu vertrauen. Das Ansteckungsrisiko ist zwar nicht übermäßig hoch. Doch Aids hat die Grenzen der »klassischen« Risikogruppen längst gesprengt: Heterosexuelle Frauen sind derzeit die am stärksten wachsende Gruppe der HIV-Infizierten. Fast die Hälfte von ihnen hat sich durch ungeschützten Intimverkehr mit einem Mann angesteckt. Und immer öfter ist es kein Urlaubsflirt oder One-Night-Stand, sondern der eigene langjährige Partner, der den Liebesakt zum russischen Roulette macht, weil er ohne Schutz fremdgegangen ist.

Diese Angst zu thematisieren – und sein Recht auf sichere Liebe einzufordern – gehört wohl zu den schwierigsten Dingen in einer Partnerschaft. Vor allem, wenn man seit Jahr und Tag ohne Kondom intim ist. Schließlich führt permanenter Argwohn – selbst wenn er gerechtfertigt ist – sehr oft zum Ende einer Beziehung. Wer seine eigene Gesundheit ernst nimmt, kommt trotzdem nicht umhin, das Thema Seitensprung anzusprechen. Sich vor einer potentiellen Ansteckung durch Safer Sex zu schützen. Und einen HIV-Test für beide zu verlangen. Der gibt allerdings nur »rückblickend« Auskunft, das heißt über den Zustand vor drei Monaten, denn so lange dauert es, bis eine Infektion nachgewiesen werden kann.

Fällt der Sprung über den eigenen Schatten zu schwer, kann ein Beratungsgespräch mit einem Profi helfen. Die MitarbeiterInnen von regionalen Aidshilfen oder spezialisierten STD-Ambulatorien (sexually transmitted diseases/sexuell übertragbare Krankheiten) bieten Unterstützung. Und liefern Argumente zur Vorbereitung auf ein offenes Gespräch mit dem Partner, das sicherstellen soll, dass Liebe mit Schutz zum Schutz aus Liebe wird.

Das große Schweigen herrscht freilich auch in Bezug auf andere sexuell übertragbare Krankheiten. Verdrängt wurden sie schon immer. Seit HIV und Aids im Mittelpunkt der Diskussionen stehen, scheinen sie auch vergessen. Dabei haben STDs an ihrer Gefährlichkeit nichts eingebüßt: Tripper und Syphilis, Herpes genitalis und Chlamydieninfektionen, Hepatitis B und Genitalwarzen breiten sich still und heimlich in heimischen Schlafzimmern aus. Nicht mit lebensgefährlichen, aber durchaus mit dramatischen Folgen, die bei Nichtbehandlung von äußerst schmerzhaften Entzündungen im Genitalbereich über Unfruchtbarkeit bis hin zur Zerstörung innerer Organe reichen können.

Betroffen sein kann so gut wie jede und jeder: Eine lustvolle Nacht genügt, um Viren, Bakterien, Pilze oder Protozoen einzuschleusen. Wobei die Geschlechtskrankheiten der »zweiten Generation« die klassischen Geschlechtskrankheiten wie Tripper, Syphilis und Weicher Schanker in ihrer Häufigkeit und ihrer Bedeutung für das Gesundheitswesen bereits überholt haben.

Weltweit infizieren sich rund 125 Millionen Menschen mit sexuell übertragbaren Krankheiten – Jahr für Jahr, Tendenz leicht, aber stetig steigend. Die Gründe dafür liegen einerseits im freizügigeren Umgang mit Sex und sexuellen Praktiken – andererseits in einer verhängnisvollen Mischung aus Unwissenheit und verschämtem Verschweigen. Denn Geschlechtskrankheiten sind gleich mit einem doppelten Tabu belegt: Zuerst haben die Betroffenen Angst, mit dem Arzt zu reden, anschließend fürchten sie sich davor, dem Partner oder der Partnerin von der Erkrankung zu erzählen. Lieber »übersieht« man die Symptome oder stützt sich auf die Ausrede, man hätte sich die Infektion in der Sauna oder beim Baden geholt.

Das Schweigen kann freilich fatale Folgen haben. Denn es bringt alle Beteiligten in Gefahr. Inklusive noch ungeborener Kinder, die sich bereits im Mutterleib oder während der Geburt mit Genitalherpes oder Syphilis anstecken können.

Wobei das Ansteckungsrisiko generell sehr unterschiedlich ist – aber mit jedem Sexualkontakt steigt. Bei Tripper liegt es mit 80 Prozent extrem hoch, bei Chlamydien mit 45 Prozent im Mittelfeld. Bei Herpes genitalis, dem Pendant der allseits bekannten Fieberblase im Intimbereich, liegt das Hauptproblem am Grad der Verbreitung. Ein Drittel aller Menschen in Deutschland und Österreich leidet darunter – und zwar ein Leben lang. Denn Genitalherpes kann zwar behandelt werden, ist aber unheilbar.

Eine umfassende Schutzimpfung gibt es nicht, außer für Hepatitis B. Wohl aber Schutzmaßnahmen, die sicherstellen, dass die Liebe ohne Folgen bleibt. Dazu gehört – wie bei Aids – der konsequente Gebrauch von Kondomen mit Partnern, für die Sie Ihre Hand nicht ins Feuer legen können. Aber auch andere Safer-Sex-Maßnahmen wie der Verzicht auf ungeschützten Oralverkehr oder die gemeinsame Benutzung von Sexspielzeugen. Denn die meisten Erreger von STDs werden viel schneller übertragen als das HI-Virus.

Hat es einen trotz der Vorsichtsmaßnahmen »erwischt«, sind die Heilungsaussichten ziemlich gut: Für die meisten Geschlechtskrankheiten gibt es wirksame Therapien. Vorausgesetzt, die Symptome werden rechtzeitig erkannt. Ein kritischer Blick auf die Genitalien ist also gefragt – die eigenen und die des Partners. Brennen beim Wasserlassen, Jucken, Ausfluss aus Vagina oder Harnröhre, Bläschen, Ausschläge oder Entzündungen sind Anlass für einen sofortigen Arztbesuch. Am besten zu zweit.

Schließlich teilt man beim Sex nicht nur die schönsten, sondern auch die gefährlichen Seiten der »wichtigsten Nebensache der Welt«.

40 Seniorensex oder:
Nach tausend Schuss ist längst nicht Schluss

Wenn der nicht mehr ganz taufrische Charmeur Sean Connery im Thriller *Verlockende Falle* die schwarzgelockte Endzwanzigerin Catherine Zeta-Jones umarmt, schlagen Frauenherzen höher. Und niemand findet etwas dabei, dass Superstar Susan Sarandon mit Anfang sechzig nicht nur auf der Leinwand, sondern bis vor kurzem auch im Alltag mit dem zwölf Jahre jüngeren Schauspielkollegen Tim Robbins Bett und Esstisch teilt.

Prominente SchauspielerInnen, alternde Fußballstars, in die Jahre gekommene Politiker und extrovertierte KünstlerInnen dürfen mit Verständnis rechnen, wenn sie sich jenseits der sechzig als erotische GenießerInnen outen. Schließlich beweisen Rockgrößen wie Tina Turner oder TV-Stars wie Christine Kaufmann bei jedem Auftritt, dass zwischen Sexappeal und Gebärfähigkeit kein wie auch immer gearteter Zusammenhang besteht. Männern gegenüber ist die Gesellschaft ohnehin großzügiger: Je höher Bekanntheitsgrad und Kontostand sind, desto eher wird ein reges Liebesleben akzeptiert. Wer dagegen weder berühmt noch reich noch mächtig ist und trotzdem den erotischen Herbst in vollen Zügen genießt, kann von Glück reden, wenn die reife Liebe nur mit Belustigung zur Kenntnis genommen wird statt mit Irritation.

Doch warum sollte die Lust an der Lust verlorengehen? Emotional, aber auch körperlich gesehen spricht nichts gegen die späte Sehnsucht nach Zärtlichkeit und leidenschaftlichen Umarmungen. Ganz im Gegenteil: Die Mediziner der Universität Göteborg befragten über einen Zeitraum von dreißig Jahren mehr als 1500 Siebzigjährige zu ihren sexuellen Aktivitäten. Erwartungsgemäß stieg die Zahl derjenigen, die auf ein regelmäßiges Liebesleben im Ruhestand nicht verzichten wollten, parallel zur gesellschaftlichen Enttabuisierung von Sex im Alter konstant an. Die jüngsten Zahlen erstaunten aber auch die Forscher. Nicht nur 98 Prozent der Ehemänner und 56 Prozent der Ehefrauen über siebzig gaben an, noch sexuell aktiv zu sein. Auch 54 Prozent der ledigen Männer und zwölf Prozent der alleinstehenden Frauen berichteten über erotische Begegnungen – und über ihr Vergnügen an der körperlichen Liebe. In dieses Bild passt auch die Nachricht, dass eine der angesehensten Seniorenresidenzen in New York eine »Bill of Sexual Rights« ausgearbeitet hat, die den Residenzbewohnern nicht nur das Recht auf freizügiges Anschauungsmaterial garantiert, sondern auch auf offen gelebte erotische Beziehungen.

Tatsache ist also: Die Liebe altert nicht. Tatsache ist allerdings auch: Die breitgestreute Akzeptanz für die Erotik im dritten Frühling lässt noch auf sich warten. Der Mythos vom sexlosen Alter hält sich nämlich über die Generationengrenzen hinweg. Fünfzehnjährigen kommt es unfassbar vor, dass es ihre Eltern noch »miteinander treiben«, Dreißigjährige können sich beim besten Willen Sex mit 66 nicht vorstellen, und selbst Fünfzigjährige, die es eigentlich besser wissen müssten, sind irritiert, wenn sich Oma und Opa als sexuell aktives Liebespaar outen.

Wie tief die Vorurteile sitzen, musste Oswalt Kolle, Journalist und Aufklärer der ersten Stunde, recht plakativ zur Kenntnis nehmen: Zu seinem fünfzigsten Geburtstag schickte ihm ein Leser ein dickes Buch mit dem Titel *Sex mit 50*. Es enthielt 200 leere Seiten. Seither kämpft Kolle, mittlerweile über achtzig und immer noch als Publizist wie als Liebhaber aktiv, für das Recht der Alten auf Lust und Liebe.

Ein Kampf, der sich nicht zuletzt gegen den Jugendwahn wendet. Denn eine Frau muss schon sehr selbstbewusst sein, wenn sie sich mit fünfzig, sechzig oder siebzig Jahren und mit all den Spuren, die ein erlebnisreiches Leben hinterlässt, noch begehrenswert finden will. Und so manchen Durchschnittsmann plagt trotz Viagra & Co. nicht nur die Angst vor dem Versagen, sondern auch davor, sich als greiser Lüstling lächerlich zu machen.

Doch der Sexualtrieb ist mächtig – auch wenn die Zeiten, in denen man sich, am Kristalllüster hängend, geliebt hat, vorbei sein mögen. Die Männer werden ruhiger, ohne den sexuellen Appetit zu verlieren. Bei Frauen kann sich der sexuelle Impuls nach den Wechseljahren sogar noch steigern – vorausgesetzt, die unerfreulichen Begleiterscheinungen wurden reduziert und die Psyche spielt mit. Denn der Zensor im Kopf ist der eigentliche Hemmschuh, wenn es darum geht, den Mythos von der platonischen Liebe zu überwinden und seine erotischen Wünsche und Phantasien auszuleben. Wer in seinem Innersten zu wissen glaubt, dass ab sechzig der Ofen aus ist, der Reiz beim Teufel, die Anziehungskraft im Eimer und der sexuelle Siedepunkt bei Null, strahlt diese Überzeugung auch nach außen aus. Und stößt damit den eigenen Partner ab. Oder potentielle Interessenten vor den Kopf, bevor sie überhaupt eine Chance haben, den Gegenbeweis anzutreten.

Wer glaubt, im Alter bleibt alles beim Alten, stößt freilich ebenso schnell an die Grenzen seines Vergnügens. Die Beamtenmaximen »Das haben wir immer schon so getan« und »Das haben wir noch nie so gemacht« bieten schlechte Voraussetzungen für einen lustvollen Lebensabend.

Ganz abgesehen davon, dass Routine auch in jungen Jahren das Ende jeder erotischen Spannung bedeutet, muss die Lust dem Partner auch signalisiert werden. Denn Sex mit sechzig plus ist nicht mehr ganz so spontan wie früher. Frauen dürfen nicht nur – sie sollen sogar die Initiative übernehmen. Wenn die Erektion auf sich warten oder die Standfestigkeit zu wünschen übrig lässt, wird das liebevolle Vorspiel zur Hauptsache. Ob manuelle oder orale Streicheleinheiten, Erotik-Talk oder visuelle Animation – wenn frau die Führung übernimmt, kann Man(n) sich leichter vom Leistungsdruck befreien.

So mancher graue Panther versteht dann spät, aber doch, dass er nicht (mehr) mit sportlichen Höchstleistungen punkten muss, sondern mit umfassender Zärtlichkeit und Sensibilität. Dass nicht der Höhepunkt selbst, sondern der Weg dorthin das eigentliche Ziel ist und nicht jede sexuelle Begegnung mit einem Orgasmus enden muss. Und dass beim langsamen Liebemachen der Verlust an körperlicher Intensität durch emotionale Intensität wettgemacht werden kann.

Viele reifere Frauen wünschen sich eine Form von Sexualität, die sich nicht allein auf die Geschlechtsorgane und den puren Geschlechtsakt konzentriert. Statt Bettakrobatik sind sanfte Berührungen und ruhiges Liebemachen gefragt, statt routinierter Technik das gefühlvolle Eingehen auf sich verändernde Bedürfnisse.

Was nicht heißt, dass leidenschaftliche Umarmungen nicht mehr willkommen wären und erotisches Spielzeug ein Ablaufdatum hätten. Ganz im Gegenteil: Öle und Gleitcremes, Penisringe und Erektionshilfen sollten im erotischen Herbst ebenso zur Standardausrüstung gehören wie Reizwäsche und einschlägige Lektüre. Das Auge »isst« schließlich immer noch mit. Vor allem wenn edle Dessous für optische Anregung sorgen.

Doch die Schwerpunkte verlagern sich: Steht in jungen Jahren die Frage »Wie oft und wie lange?« im Mittelpunkt, ist es im reifen Alter vor allem die gegenseitige Bestätigung: »Egal, wie alt du bist – ich will dich spüren und habe immer noch Lust auf dich!«

Lustverlust

41 Libidokiller oder: Was stört die Lust?

Sexuelle Funktionsstörungen – unter diesem Überbegriff subsumieren Mediziner alle Beeinträchtigungen der Sexualität. Sexuelle Unlust, Erektionsstörungen und Orgasmusprobleme gehören ebenso dazu wie Vaginismus und Dyspareunie, also Schmerzen beim Geschlechtsverkehr.

Die Liste ist lang. Die Grenzen sind fließend. Und die Scheu, darüber zu sprechen, ist groß. Bei Männern, weil sich aller Aufklärung zum Trotz der Mythos vom »Mann, der immer will und kann«, hartnäckig hält. Bei Frauen, weil sie nicht als frigide und gefühlskalt gelten wollen. Und vielen Ärzten fehlt nicht nur die Zeit, sondern vor allem auch der Mut, PatientInnen von sich aus auf ihr Liebesleben anzusprechen.

Was gleich in zweifacher Hinsicht Schaden anrichtet. Einerseits sind sexuelle Funktionsstörungen heutzutage in der Regel gut zu behandeln – vorausgesetzt, die Ursachen werden richtig diagnostiziert. Andererseits sind Sexualstörungen ein Symptom und können als unerfreuliche Nebenwirkung einer Behandlung auftauchen oder wichtige Hinweise auf körperliche Erkrankungen liefern.

Was die Ursachenforschung betrifft, sind sich die Experten uneins. Klar ist, dass sich in den meisten Fällen organische und psychische Faktoren mischen, also körperliche und seelische Aspekte gleichermaßen dazu beitragen, dass die Lust verloren geht – oder die Möglichkeit, diese Lust auch auszuleben. Die Gewichtung unterliegt dagegen einer heftig diskutierten Kontroverse. Vertreter der »Psycho-Schiene« behaupten, bis zu neunzig Prozent aller sexuellen Funktionsstörungen hätten einen psychologischen Hintergrund – allen voran Selbstzweifel, Partnerkonflikte und Probleme mit der Körperwahrnehmung. Vertreter der »Somatik-Schiene« sind überzeugt, dass in neunzig Prozent aller Fälle organische Ursachen vorliegen.

Tatsächlich gibt es eine ganze Reihe von Erkrankungen, die massive Auswirkungen auf die Libido haben und lustvollen Sex erschweren oder sogar verhindern. So haben vor allem ältere Diabetiker Erektionsprobleme, obwohl die Lust durchaus erhalten bleibt. Bei Frauen kann Diabetes mellitus zu einer trockenen Vagina und Juckreiz führen, was den Spaß am Sex verdirbt. Wer unter entzündlichen Gelenkerkrankungen wie Arthritis leidet, empfindet selbst normalerweise bequeme Stellungen als schmerzhaft – einmal ganz abgesehen davon, dass man mit Händen, die steif und geschwollen sind, weder den Partner noch sich selbst liebevoll berühren kann. Erektionsprobleme gelten dagegen als Warnzeichen für Gefäßschäden und Durchblutungsstörungen. Kein Wunder also, dass Männer, die an Arteriosklerose, Herz-Kreislauf-Störungen oder Bluthochdruck leiden, meist Probleme mit ihrer Standfestigkeit haben.

Funktionsstörungen treten aber auch bei Epilepsie, Multipler Sklerose und Hormonstörungen auf, als Folge von Operationen oder als Reaktion auf Alkohol, Nikotin, Drogen und Medikamente. Bei Frauen liegen häufig gynäkologische Probleme zugrunde. Myome, Bindegewebsverwachsungen oder Endometriose ((gutartige Wucherung der Gebärmutterschleimhaut) können ständige Beschwerden verursachen, ebenso Verwachsungen nach einer Geburt oder einem chirurgischen Eingriff.

Die Psyche bleibt dabei freilich nicht außen vor. Wenn die vermeintlich schönste Sache der Welt plötzlich wehtut, statt Genuss zu bringen, kommt schnell Angst vor dem nächsten Mal auf. Die wiederum bewirkt Verspannungen, die beim Geschlechtsverkehr für Schmerzen sorgen – und noch mehr Angst auslösen.

Der Scheidenkrampf, durch den ein Penis in der Vagina »gefangen gehalten« wird, ist allerdings ein Mythos. Vaginismus, wie die unwillkürliche Anspannung im vorderen Scheidendrittel korrekt heißt, tritt nicht während, sondern bereits vor der Penetration auf. Vor allem bei jungen Frauen können sich die Muskeln allerdings so eng zusammenziehen, dass sogar das Einführen eines Tampons unmöglich wird.

Ob Körper, Psyche oder eine Kombination aus beidem – die Abklärung der Ursachen durch Fachärzte und ausgebildete Sexualmediziner ist deshalb so wichtig, weil viele Allgemeinmediziner zu vergessen scheinen, wie eng die Zusammenhänge zwischen Sex und Gesundheit, sexueller Funktion, Zufriedenheit und Lebensqualität sind. Das kommt besonders dann zum Tragen, wenn jemand zwar krank, aber trotzdem »liebeslustig« ist – aber aus falscher Scham darauf verzichtet, das Problem anzusprechen.

Typisches Beispiel: Herzinfarkt- und Schlaganfallpatienten. Riet man früher zu sexueller Abstinenz, so wird heute die gegenteilige Meinung vertreten. Wer Lust hat und sich wohlfühlt, für den ist der Verzicht auf Sex weit ungesünder als die Umsetzung seiner erotischen Bedürfnisse. Zumal die Angst vor einem weiteren Infarkt als Folge eines Schäferstündchens unbegründet ist. Zumindest wenn der Sex »in der Familie« bleibt. Denn mit der gewohnten Partnerin, dem gewohnten Partner schlägt das Herz zwar schneller, wenn es zur Sache kommt – Messungen von Blutdruck und Herzfrequenz belegen allerdings, dass der Energieverbrauch nicht viel höher ist als bei einem zwanzigminütigen Spaziergang mit anschließendem Treppensteigen in den ersten Stock. Ganz anders sieht die Sache bei einem Seitensprung aus, wobei die Opfer in der Regel männlich sind. Immerhin sterben 75 Prozent aller Beischlaf-Toten in den Armen ihrer Geliebten. Doch auch da gibt es Trost: Insgesamt werden nur ein Prozent aller Herzinfarkte durch zu heftiges Liebesspiel ausgelöst.

Besonders schwierig ist der Umgang mit dem Thema Sexualität nach einer Krebsdiagnose. Der kranke Partner zieht sich meist zurück, der gesunde Partner kämpft mit Berührungsängsten, und nur in Ausnahmefällen gibt es einen Ansprechpartner. Dabei zeigen aktuelle Studien, dass offene Gespräche mit Ärzten oder Therapeuten vielen Paaren helfen, sich in dieser schweren Zeit auch körperlich (wieder) nahe zu kommen.

Um das Zulassen von Nähe geht es auch bei Menschen, die an Depressionen leiden. Denn sexuelles Desinteresse und Lustlosigkeit sind typische Symptome einer Depression und in vielen Fällen sogar Vorboten einer depressiven Phase. Wenn die Seele dunkel wird und das Hormonsystem aus den Fugen gerät, werden weder Glücks- noch Lusthormone ausgeschüttet. Erschwerend kommt dazu, dass zahlreiche Antidepressiva sowohl die Libido als auch die Potenz senken und die ohnehin schon spärlich vorhandenen Lustgefühle im Keim ersticken. Zum endgültigen Teufelskreis wird die Situation, wenn der Libidoverlust die Depression verstärkt – und vice versa. Helfen kann dann oft nur noch ein Wechsel der Medikamente und eine psychotherapeutische Behandlung, um Blockaden und Ängste abzubauen und Verhaltensänderungen herbeizuführen, die Nähe zulassen, ohne dabei den Leidensdruck zu erhöhen.

Sexualstörungen, bei denen keine körperlichen Ursachen gefunden werden, gehören (beziehungs-)psychologisch unter die Lupe genommen. Manche Probleme sind partnerbezogen, treten also nur mit einem bestimmten Menschen oder einem bestimmten Typ Mensch auf. Andere sind partnerunabhängig oder situationsbedingt.

Nicht immer muss gleich ein Psychotherapeut beigezogen werden. Oft genügt schon Sexualberatung in Form eines ausführlichen Gesprächs – entweder allein oder als Paar. Bei diesen Beratungsgesprächen geht es einerseits um konkrete Aufklärung, andererseits darum, individuelle Lösungen für die Erweiterung des Handlungsspielraums im sinnlichen Dreieck von Zärtlichkeit, Erotik und Sexualität zu finden und damit die sexuelle Zufriedenheit aller Beteiligten zu erhöhen.

Traumatische Erfahrungen – vom schrecklichen »ersten Mal« bis hin zu sexuellem Missbrauch – hinterlassen meist so tiefe Spuren, dass Sexualberatung nicht ausreicht, um die alten Wunden zu heilen. In Einzeltherapie lassen sich dagegen gute Ergebnisse erzielen. Und das heißt bei der Behandlung sexueller Funktionsstörungen nicht, dass Mann oder Frau wieder »normal« reagiert (wie immer normal auch definiert sein mag), sondern dass jede und jeder einen Weg findet, ein entspanntes, offenes und vor allem lustvolles Verhältnis zur eigenen Sexualität und zu den persönlichen Vorlieben zu entwickeln.

42 Stressfaktor oder: Tote Hose im Himmelbett

»Nicht böse sein, Schatz, aber ich bin einfach zu müde. Der Job, die Kinder, der Haushalt ...« »*Tut mir leid, Liebes, aber ich hab einfach keine Lust. Der ständige Druck von oben, der Ärger mit den Kollegen ...«*

Wer diese – und ähnliche – Sätze (wieder-)erkennt, befindet sich in guter Gesellschaft. Denn Stress wurde als massiver Lustkiller entlarvt und gilt mittlerweile als häufigste Ursache für Lustlosigkeit und sexuelle Störungen. Kein Wunder also, dass angesichts der unzähligen Stressbelastungen durch Beruf, Familie und soziales Umfeld in vielen Beziehungen tote Hose herrscht, die Erotik auf der Strecke bleibt und die gemeinsamen Stunden als erstes aus dem übervollen Terminkalender gestrichen werden.

Aber halt! Steht da im Vorwort zu diesem Buch nicht ganz etwas anderes? Lustvoller Sex, so heißt es, sei der schnellste Weg zum Stressabbau – weil die freigesetzten Glückshormone wirksame Gegenspieler zu den Stresshormonen darstellen und sich beim Orgasmus auch körperliche Spannungszustände lösen – vom steifen Nacken bis zum Muskelkater.

Warum also sollte irgendjemand freiwillig auf eine »Medizin« namens Sex verzichten, die weder bitter schmeckt noch unerfreuliche Nebenwirkungen aufweist? Was könnte schöner sein, als sich in zerwühlten Laken vom Alltagsstress zu befreien, die Sorgen mit duftenden Aromaölen zu vertreiben und nach dem finalen Höhepunkt entspannt in die Kissen zu sinken?

Im Prinzip gar nichts. Doch Lust und Leidenschaft lassen sich leider nicht mit Prinzipien locken. Bleibt der Stress unter einem gewissen Level oder wird als »positiver Stress« empfunden, kann er lustfördernd sein und wie ein Aphrodisiakum wirken. Übersteigt er diesen Level und löst das Gefühl der Überforderung aus, wird er zum Lustkiller.

Die Grenze ist ebenso individuell wie flexibel. Was den einen schon enorm unter Zugzwang setzt, empfindet der andere noch als spannende Herausforderung. »Kennedy-Effekt« wird das Phänomen genannt, wenn Männer, die unter extremem Zeit- und Leistungsdruck stehen, trotzdem ein überbordendes Lustpotential entwickeln. Für den gegenteiligen Effekt gibt es kein entsprechendes Synonym. Aktuelle Untersuchungen lassen allerdings vermuten, dass weit mehr Männer und Frauen mit Libidoverlust auf stressige Situationen reagieren als mit einer Steigerung ihres sexuellen Appetits.

Die Gründe dafür liegen in der Biochemie des Körpers. Normalerweise stimuliert ein sexueller Reiz das limbische System und damit das Gefühlszentrum des Gehirns. Das wiederum löst eine ganze Kaskade an Signalübertragungen aus und aktiviert die Bildung von sogenannten »Lustmolekülen« wie dem Glückshormon Serotonin oder dem Liebes- und Orgasmushormon Oxytocin.

Stress, der den individuellen Wohlfühllevel überschreitet, stört dieses hochkomplexe Zusammenspiel und verändert dessen Ablauf. Auslöser ist ein Übermaß an den Stresshormonen Adrenalin, Cortisol und der Signalsubstanz CRH (Corticotropin-releasing Hormone), passenderweise auch »Antisex-Hormone« genannt: Sie hemmen das limbische System und damit auch die sexuelle Emotionsspirale, blockieren die Produktion von Sexhormonen und verhindern die Aktivierung der Lustmoleküle. Bei Männern senkt das den Testosteronspiegel und damit die Libido. Bei Frauen bringt es die zyklischen Hormonschwankungen aus dem Gleichgewicht – und mindert ebenfalls das Lustempfinden.

Damit nicht genug, setzt negativer Stress auch eine Negativspirale in Gang: Belastender Stress vermindert die Lust – Lustlosigkeit führt zu mangelnder sexueller Erfüllung – mangelnde Erfüllung erhöht den Leistungsdruck – Leistungsdruck verursacht Stress.

Doch es gibt auch die positive Spirale: Anregender Stress steigert die Lust – lustvoller Sex senkt den Stresshormonspiegel – weniger Stress macht noch mehr Appetit auf Sex und fördert die emotionale und mentale Ausgeglichenheit.

Doch wie schafft man es, in stressigen Zeiten den Antisex-Hormonen ein Schnippchen zu schlagen und Liebesstunden in den übervollen Terminkalender zu integrieren? Und zwar nicht als zusätzlicher Stressfaktor, sondern als Element der Entspannung und Regeneration?

»Work-Life-Balance« ist angesagt oder, besser noch, »Love-Life-Balance« – also eine ausgeglichene Lebensgestaltung, in der Liebe, Lust und Leidenschaft einen integralen Bestandteil bilden. Auch wenn ein hoher Prozentsatz unserer Zeit von äußeren Rahmenbedingungen dominiert wird, sind die Möglichkeiten, Freiräume zu schaffen, immer größer als null – und diese Chancen gilt es zu nutzen. Beispielsweise, indem man aufhört zu überlegen, was man alles *tun muss (oder zu müssen glaubt)*. Und sich stattdessen fragt, was man alles *bleiben lassen* könnte.

Auch wenn es beinahe blasphemisch klingt, lautet das Credo der modernen Stressforschung – sehr vereinfacht gesagt: Stress hat man nicht, Stress macht man sich! Denn zwischen dem Stressauslöser, kurz Stressor genannt, und der Stress-Reaktion findet eine innere Bewertung statt, die über die Intensität der

Stressreaktion entscheidet. Dieser Bewertungsprozess erfolgt zwar in den meisten Fällen sekundenschnell und intuitiv, doch wir sind ihm nicht hilflos ausgeliefert.

Stressforscher sind überzeugt: Wer Stressintelligenz entwickelt, das heißt, Stressoren und ihre Auswirkungen erkennt, kann seine Reaktionen darauf bewusst beeinflussen und sich auf eine Herausforderung freuen, statt sich vor einer Belastung zu fürchten. Nur 25 Prozent unseres Stresssystems sind genetisch festgelegt, weitere 25 Prozent werden in der Kindheit geprägt. Die restlichen 50 Prozent unterliegen der Selbstkontrolle.

Das setzt allerdings die Bereitschaft voraus, Stressreaktionen nicht als gegeben und unveränderlich hinzunehmen, sondern sich der eigenen Rolle im Hinblick auf deren Stärke bewusst zu werden. Die Ausrede, man könne gegen Stress nichts tun, gilt dann nicht mehr.

»Wenn du dein Leben selbst in die Hand nimmst, was passiert dann?«, fragt die amerikanische Autorin Erica Jong ironisch: »Etwas Schreckliches! Kein anderer ist mehr dafür verantwortlich zu machen.«

Dass sich Stressintelligenz auch gezielt im Hinblick auf das Lustempfinden entwickeln lässt, eröffnet vielen Paaren eine erfreuliche Perspektive. Denn selbst wenn nur eine/r unter Lustlosigkeit leidet, leidet die/der andere automatisch mit. Zunächst gilt es, die wichtigsten Stressoren zu identifizieren – und zwar möglichst detailliert. Also nicht »Die Familie stresst mich« oder »Der Job macht mich fertig«, sondern »Ich bin überlastet, weil mein Partner sich nicht an die Abmachung bei der Hausarbeit hält« oder »Ich lasse mir im Büro zu viele Aufgaben aufhalsen«. Allein die konkrete Benennung, so versprechen Stressforscher, schafft schon Erleichterung – und ermöglicht Veränderungen.

Denn »die Familie« und »der Job« sind abstrakt. Mit der Partnerin oder dem Partner lassen sich dagegen gemeinsam Lösungen finden, und gegenüber den KollegInnen kann man lernen, nein zu sagen oder selbst zu delegieren.

Auf Knopfdruck kommt die Lust allerdings nicht zurück. Ebenso wenig wie die Leidenschaft. Die meisten Paare brauchen eine »Übungsphase«, um körperliche Nähe wieder zuzulassen – und sich lustvoll aufeinander einlassen zu können. Das mag am Anfang sogar Überwindung kosten und endet höchst selten in Megaorgasmen. Denn die alten Stressmuster sind hartnäckig.

Ein gewisses Durchhaltevermögen ist daher gefragt, bis es gelingt, die Ausschüttung der Stresshormone zu reduzieren und die der Lustmoleküle zu aktivieren. Positive Glaubenssätze helfen dabei, denn sie beeinflussen nachhaltig die innere Bewertung von Stressoren. »Ich bin für die Lust meiner Partnerin/ meines Partners verantwortlich« oder »Sex muss immer mit einem Orgasmus enden« sind typische stressverstärkende Glaubenssätze.

»Sex ist kein Leistungssport« oder »Alles darf, nichts muss passieren« sind dagegen stressreduzierende Glaubenssätze. Die Kunst, selbst starken Stressoren gelassen zu begegnen, basiert nicht zuletzt auf der Fähigkeit, seine Glaubenssätze zu verändern. Das heißt nicht, sie plötzlich um 180 Grad zu drehen, wie es die Anhänger des positiven Denkens propagieren, sondern tendenziell optimistisch(er) und konstruktiv(er) zu denken. Manchmal genügt da schon ein Wort: Das destruktive Urteil »Ich habe keine Lust (und das wird auch so bleiben)« wird so zur hoffnungsfrohen Überzeugung »Ich habe *noch* keine Lust (aber das wird sich bald ändern)«.

43 Sexaskese oder: Liebeslust? Nein danke!

Dass Krankheiten, Partnerschaftsprobleme und Stress die Lust an der körperlichen Liebe zum Erliegen bringen, können die meisten Menschen nachvollziehen. Schwieriger ist es schon zu verstehen, warum jemand trotz erotischer Gelüste auf Sex verzichtet und freiwillig zölibatär lebt. Fast unvorstellbar ist dagegen, dass jemand überhaupt kein Interesse an sexueller Interaktion mit anderen Menschen hat. Über Monate. Über Jahre. Manchmal ein ganzes Leben lang.

Nicht wegen organischer Störungen oder als Folge einer Missbrauchserfahrung. Nicht aus Beziehungsangst oder aufgrund von Selbstzweifeln. Auch nicht, weil der oder die Richtige für eine sinnliche Begegnung fehlen. Sondern einfach, weil kein Bedürfnis nach Sex vorhanden ist. Und keine Lust, sich dem allgegenwärtigen Lustdiktat zu unterwerfen.

Seit ein paar Jahren outen sie sich – die Libidolosen, in deren Leben Sex keine Rolle spielt. Und fordern, dass ihre Asexualität nicht als Krankheit diffamiert, sondern als sexuelle Orientierung anerkannt wird – so wie Hetero-, Homo- und Bisexualität. Das »A« (wie »anti«) beziehen sie daher nicht nur auf Sexualität generell, sondern auch darauf, dass sich ein asexueller Mensch körperlich weder zu Männern noch zu Frauen hingezogen fühlt.

Was nicht heißt, dass Asexuelle keine erotischen Gefühle kennen oder kein Bedürfnis nach Nähe haben. Viele verlieben sich und gehen romantische Beziehungen ein. Manche empfinden sexuelle Erregung und legen bei Bedarf selbst Hand an. Einige können sogar Geschlechtsverkehr haben, ohne sich zu ekeln oder dabei Schmerzen zu verspüren.

Was fehlt, ist die Lust. Im Körper. Und im Kopf. Denn für Menschen, die sich selbst als asexuell empfinden, ist emotionale oder romantische Anziehung nicht gleichzusetzen mit sexueller Anziehung. Intimität geht bei ihnen nicht automatisch Hand in Hand mit körperlicher Vereinigung, erotische Momente führen nicht automatisch zum Sex. Manche genießen es zu kuscheln und zu küssen. Andere wollen nicht einmal eine platonische Umarmung zulassen. Und bei vielen ändern sich die Bedürfnisse mit dem jeweiligen Gegenüber. Kurz: Es gibt keine Norm, was die Empfindungen, Wünsche und Bedürfnisse von Asexuellen betrifft – nicht zuletzt deshalb, weil Asexualität selbst außerhalb der Norm steht.

2004 erregte eine erste Studie über Asexualität Aufmerksamkeit. Der kanadische Psychologe und Sexualforscher Anthony Bogaert behauptete, der Anteil Asexueller liege bei gut einem Prozent. Basis dieser Feststellung war eine zehn Jahre zuvor in England durchgeführte Befragung von 18 000 Erwachsenen, bei der jeder Hundertste die Option »Ich habe mich noch nie von jemandem sexuell angezogen gefühlt« als zutreffend ankreuzte.

Ein unerwartetes Ergebnis. Denn es widersprach der geltenden Lehrmeinung, dass die zwischenmenschliche Anziehungskraft und das Verlangen nach erfüllendem Sex zum Menschsein gehören wie das Bedürfnis zu atmen, zu essen und zu trinken. Zwar hatte schon Alfred Kinsey Ende der fünfziger Jahre über Männer und Frauen geschrieben, deren Libido schwach bis kaum ausgeprägt war. Doch selbst vierzig Jahre später fand man unter dem Stichwort »Asexualität« keinen einzigen Verweis auf eine menschliche Spielart der Sexualität, sondern ausschließlich auf das Fortpflanzungsverhalten bestimmter Amöben und Pflanzenarten, bei denen Sex keine Rolle spielt.

Der deutsche Sexualwissenschaftler Volkmar Sigusch, Autor

eines 2005 erschienenen Buches mit dem Titel *Neosexualitäten*, hält die Zahl von einem Prozent für übertrieben. Zumal es bis heute keine verbindliche wissenschaftliche Definition für Asexualität gibt und weder Mediziner noch Biologen eine Antwort auf die Frage haben, warum die Lust abhanden kommt – oder sich gar nicht erst zeigt. Doch auch Sigusch ist regelmäßig mit Menschen konfrontiert, die keinen Sex haben – und ihr Leben trotzdem in vollen Zügen genießen. Zumindest solange ihnen die Umwelt das Leben nicht erschwert.

Denn wer sich als asexuell outet, gerät schnell in den Ruf, krank oder pervers zu sein. In jedem Fall aber ein Fall für den Arzt oder Therapeuten. Schließlich leben wir in einer erotisierten und sexualisierten Welt, wo nicht nur Mode und Musik sexy sein müssen, wenn sie sich verkaufen wollen, sondern auch Menschen und Märkte. Wer sich da verweigert, muss einfach ein Problem haben. Im Kopf. Oder unter der Gürtellinie.

Um diesen Vorurteilen entgegenzutreten, wagte der Amerikaner David Jay 2001 den Schritt in die Öffentlichkeit. Gründete Aven (Asexual Visibility and Education Network) als Forum und Netzwerkplattform für Asexuelle und alle, die sich für das Thema interessieren. Er nahm Kontakt mit Journalisten und Experten auf und machte anderen Mut, zu ihrer Bedürfnislosigkeit zu stehen. Und er bot T-Shirts an mit Aufdrucken wie »A-Pride«, »No Sex, please« und dem augenzwinkernden Hinweis auf die Tierwelt: »Asexuality: It's not just for amoebas anymore« – Asexualität ist nicht nur was für Amöben.

Die Medien nahmen das Thema dankbar an. Nicht zuletzt, weil sich auf der Aven-Plattform und ihren Tochternetzwerken in kürzester Zeit weltweit ein paar Tausend Betroffene fanden, die sich mit Gleichgesinnten austauschen wollten. Und bereit waren, für Interviews zur Verfügung zu stehen.

Der Hype, 2005 durch die Veröffentlichung von Bogaerts Studie und Siguschs Buch mitverursacht, hat sich in der Zwischenzeit gelegt. Angesichts unzähliger Menschen, die unter ihrem Mangel an Libido leiden und sich nach lustvoller Sexualität sehnen, ist die Minorität der zufriedenen Asexuellen kaum erwähnenswert. Denn wer glücklich damit ist, ohne Sex zu leben, braucht weder Arzt noch Therapeuten.

Es sei denn, die Liebe schlägt zu. Denn die kommt auch ohne ihre Schwestern Lust und Leidenschaft aus. Zumindest beim asexuell veranlagten Partner.

Der Beziehungskontext ist dementsprechend ungewöhnlich. Sehnsucht nach einer Beziehung – aber keine Lust auf körperliche Intimität? Das Bedürfnis nach Nähe – aber kein Sex? Träume von gemeinsamen Kindern – aber nur mit Hilfe künstlicher Befruchtung? Für jene, die geliebt werden, ist das kaum verständlich. Es sei denn, zwei Asexuelle haben sich über ein entsprechendes Netzwerk kennengelernt – und genießen es, ihre Lustlosigkeit weder erklären noch vor dem anderen rechtfertigen zu müssen.

Im Normalfall heißt es freilich, auf beiden Seiten Kompromisse zu schließen, um die Liebe am Leben zu erhalten und der Beziehung eine Chance zu geben. Asexuelle, für die Geschlechtsverkehr zwar völlig reizlos, aber nicht wirklich abstoßend ist, akzeptieren ihrem Partner zuliebe auch regelmäßigen Sex. Ob und wie weit der andere diese »Hingabe« genießen kann, zeigt sich erst durch Versuch und Irrtum. Nicht jede/r mag ein solches Opfer annehmen. Denn begehren und selbst begehrt zu werden ist für »Sexuelle«, wie sie in den einschlägigen Foren genannt werden, ein wichtiger Bestandteil erfüllter Sexualität. Es gibt aber auch Menschen, die ihrem asexuellen Partner zuliebe auf die Umsetzung ihrer erotischen Bedürfnisse verzichten.

Oder sie im Einverständnis mit dem anderen allein ausleben. Selbst Dreierkonstellationen sind möglich, wenn die Zweierbeziehung dafür stark genug ist.

Die meisten Asexuellen finden sich freilich damit ab, dass sie ihre Veranlagung eher für vertraute Freundschaften prädestiniert als für eine lebenslange Partnerschaft. Und trösten sich mit dem Wissen, dass ihnen viel erspart bleibt – von erotischer Beziehungsarbeit über Liebeskummer und Eifersucht bis hin zu Orgasmusstörungen und Libidoverlust.

44 Babybauch oder: Leidenschaft hoch drei?

Die einen suchen es mit allen Mitteln zu vermeiden, die anderen wünschen es sehnsüchtig herbei: schwanger zu werden und sich den Traum vom eigenen Kind zu erfüllen. Der Storch lässt allerdings immer öfter auf sich warten: In Mitteleuropa hat jedes sechste Paar im zeugungsfähigen Alter einen (noch) unerfüllten Kinderwunsch.

Die moderne Reproduktionsmedizin bietet zahlreiche Eingriffsmöglichkeiten. Doch bevor Hormonstimulation, In-vitro-Fertilisation oder eine Spermieninjektion in Betracht gezogen werden, probieren es viele Paare zunächst einmal mit »Liebe nach Plan«. Und setzen damit häufig einen Teufelskreis in Gang, der ihnen nicht nur die Lust am Sex vergällt, sondern auch dafür sorgt, dass der »getimte« Sex folgenlos bleibt.

Das Zeitfenster für eine Schwangerschaft ist zugegebenermaßen ziemlich eng. Gesunde Samenfäden leben drei bis sieben Tage und können in der Vagina einer Frau in »Wartestellung« gehen. Eine Eizelle bleibt dagegen maximal 24 Stunden befruchtungsfähig. So gesehen ist jede Schwangerschaft ein Glückstreffer.

Ein paar Monate lang mag es amüsant und vielleicht sogar anregend sein, wenn die Liebesstunden ganz bewusst rund um den Eisprung angesetzt werden. Schlaftrunkener Morgensex, wenn der Zykluscomputer die empfängnisbereiten Tage anzeigt. Ein Quickie in der Mittagspause, damit keine Gelegenheit ungenützt bleibt. Gezielter Stellungswechsel, um die Spermien möglichst schnell an die Eizelle heranzubringen. Und »hoch das Becken«, damit die wertvolle Fracht nicht verlorengeht.

Doch wenn alles nichts fruchtet, stellt sich – eher früher als später – Zeugungsstress ein. Und zwar auf beiden Seiten. Der Teufelskreis aus kontrolliertem Sex, Beobachtung, Hoffnung und Enttäuschung führt zu Selbstzweifeln. Sogar ein vorher regelmäßiger Zyklus kann dabei aus dem Gleichgewicht kommen. Und bei so manchem Mann fällt das Spermiogramm nach jedem neuen Versuch noch schlechter aus. Denn der Leistungsdruck durch die Fokussierung auf eine Schwangerschaft, gepaart mit dem Gefühl des Versagens, bringt Körper und Psyche gleichermaßen durcheinander. Für erotische Gefühle und leidenschaftliches Begehren bleibt da kein Platz mehr.

Dem Expertentipp zu folgen ist freilich leichter gesagt als getan. Stress abzubauen, die Lust vom Zweck zu entkoppeln und außerhalb der empfängnisbereiten Tage Sex »ohne Sinn« zu genießen sind eine Herausforderung, die viele Paare in dieser Situation nur mehr mit Hilfe eines Außenstehenden bewältigen. In vielen Wunschbaby-Kliniken und -zentren wird den potentiellen Eltern daher therapeutische Begleitung angeboten, die von körperlichen Aktivitäten und Entspannungsübungen bis zur verbalen Auseinandersetzung mit den eigenen Ängsten reicht. Und so nicht nur die Möglichkeit zum Druckabbau bietet, sondern auch die Chance, einander (wieder) ganz ohne Zeugungsstress lustvoll zu lieben.

Vor ganz anderen Problemen stehen Paare, bei denen der Nachwuchs schon auf dem Weg ist. Denn über das Thema Sex in der Schwangerschaft gibt es unzählige Mythen – und ebenso viele Vorurteile. Die Angst um das Kind ist da ebenso relevant wie die Sorge, dass der Partner vor den prallen Rundungen zurückschrecken könnte. Es gibt allerdings kaum etwas, das gegen genussvolle Schwangerschaftserotik spricht – aber unendlich viel spricht dafür.

Tatsächlich ist Sex mit einem Baby an Bord eine außergewöhnliche Erfahrung. Denn eines ist klar: Lust und Liebe werden in und nach einer Schwangerschaft nie mehr wieder so sein, wie sie es einmal waren. Zu einschneidend sind die körperlichen Veränderungen während der neun Monate, zu unterschiedlich die Lebensweise, wenn der Nachwuchs erst einmal da ist.

Aber alles der Reihe nach: Der klassische Ratschlag, sechs Wochen vor der Entbindung Enthaltsamkeit zu üben, ist in den meisten Fällen ein viel zu weit gesteckter Sicherheitsrahmen. Mit wenigen Ausnahmen (zum Beispiel drohende Fehl- oder Frühgeburt, Blutungen oder Unterleibsschmerzen) kann man vom ersten bis beinahe zum letzten Tag miteinander schlafen – vorausgesetzt, dass sowohl die werdende Mutter als auch der werdende Vater ein Bedürfnis danach haben. Und das ist – in funktionierenden Partnerschaften – öfter der Fall, als die meisten glauben.

Sehr viele Frauen genießen Sex in der Schwangerschaft sogar mehr als vorher – und sei es nur, weil das Thema Zeugung endgültig vom Tisch ist. Die stärkere Durchblutung der Genitalien versetzt sie in Liebesbereitschaft und erleichtert den Orgasmus, der intensive Kontakt mit dem eigenen Körper lässt sie neue Zonen der Lust entdecken. Das gilt speziell im zweiten Drittel, wo sich der Organismus bereits an den kleinen Gast gewöhnt hat und der Bauch noch kein unüberwindliches Hindernis darstellt.

Die ersten drei Monate sind dagegen häufig von Unwohlsein, physischer Erschöpfung und emotionaler Instabilität gekennzeichnet: Die gewaltigen hormonellen Umstellungen machen müde und empfindlich, die Tränen sitzen locker, und die Lust auf leidenschaftlichen Sex scheint für alle Zeiten verschwunden. Was bleibt, ist das Bedürfnis nach Zärtlichkeit und Streicheleinheiten, eine Art Kuschelsex, der das frühere »Vorspiel« zum Hauptereignis macht.

Ein Problem für manche Männer. Aber immerhin ein Problem, das sich lösen lässt. Für viele Paare wird die Schwangerschaft auf diese Weise zu einer Herausforderung in Sachen Lust und Liebe: Das Alltagsrepertoire wird um bislang vielleicht ungewohnte Formen der Zärtlichkeit erweitert, man probiert neue Stellungen aus und überwindet Hemmschwellen, die lange Zeit als Barrieren galten. Viele Frauen lernen erst in dieser Situation zu sagen, was sie brauchen, was sie wollen und was ihnen guttut. Liebevolle Massagen und langsames, genussvolles »Liebemachen« ersetzen stürmisch-aggressive Sexspiele, Fellatio und Cunnilingus treten an die Stelle von draufgängerischem Koitus.

Alles, was Vergnügen bereitet, hat auch einen praktischen Nutzen: Die Entspannung beim Orgasmus ist eine perfekte Vorbereitung auf das Lockerlassen bei der Geburt. Die Angst, dem Kind dabei zu schaden, ist unbegründet. Das Baby liegt so wohlverpackt und gutgepuffert in der Gebärmutter, umgeben von

Fruchtwasser und Eihäuten, dass es durch Stöße nicht verletzt und durch Druck nicht erstickt werden kann. Für den Schutz vor Infektionen sorgt ein Schleimpfropf, der die Gebärmutter verschließt. Auch die Sorge, das Kind mit dem Penis zu verletzen, ist unnötig: Die weibliche Anatomie stellt sicher, dass selbst ein üppiger Penis nicht in die Nähe des Babys kommt.

Viel öfter ist es eine Barriere im Kopf, die den lustvollen Umgang miteinander behindert. Gerade Männer haben häufig das Gefühl, ein heimlicher Beobachter oder – schlimmer noch – ein Rivale störe die traute Zweisamkeit. Speziell im letzten Drittel der Schwangerschaft, wo sich alles nur noch um den Bauch dreht und das Baby deutliche Lebenszeichen von sich gibt. Andere empfinden gerade diese Phase als besonders faszinierend, weil mit jeder Berührung der Mutter auch das Kind gestreichelt wird. Sex hat dann allerdings meist mehr mit Akrobatik zu tun als mit lustvoller Entspannung, und »sanfte Liebe« jeder Art wird einmal mehr zur reizvollen Alternative.

Dass das Bedürfnis nach Nähe, nach Verbundenheit und nach Aufmerksamkeit gerade in den letzten Wochen vor der Geburt so stark ist, hat nicht nur mit den hormonellen Veränderungen im weiblichen Körper zu tun. Vielen Paaren wird klar: Es bleibt uns nur noch wenig Zeit füreinander, bevor wir in den Babystrudel geraten, der der Zweisamkeit ein ebenso promptes wie endgültiges Finale beschert.

Wer es bis dahin geschafft hat, die Lust an der Liebe über alle Höhen und Tiefen der Schwangerschaft hinüberzuretten, hat allerdings gute Aussichten. Denn die Art, wie ein Paar die neun »schwangeren« Monate gemeinsam erlebt, bestimmt auch die Qualität ihrer Beziehung nach der Geburt.

45 Elternbett oder:
Warte bis es dunkel wird ...

Das Baby ist da, die Wunden sind verheilt, und der ersten Liebesnacht »danach« stünde eigentlich nichts mehr im Weg. Nur die Lust fehlt. Und die Zeit, darüber zu sprechen.

Während die meisten Männer ein paar Wochen nach der Geburt schon wieder in den erotischen Startlöchern stehen und am liebsten einen Sprint hinlegen würden, können sich die wenigsten Frauen so schnell wieder in die Rolle der sinnlichen Geliebten versetzen. Rund um die Uhr im Einsatz, mit einem Ohr im Nebenzimmer und mit dem Herz im Kinderbett, bleibt die Sinnlichkeit auf der Strecke. Zumal die meisten Mütter an ihrem eigenen Körper wenig Freude haben. Der Volksmund sagt es ganz brutal: »Neun Monate wächst der Bauch, neun Monate braucht er, um wieder zu verschwinden.« Der prachtvoll-pralle Bauch ist plötzlich weich und schlaff, manchmal zieren Schwangerschaftsstreifen Busen und Po, Milch tropft aus den Brustwarzen, und der Geruch von Babywindeln und Stilleinlagen übertönt selbst das fruchtigste Parfum.

Aus der aufregend-sinnlichen Frau vor neun Monaten ist eine müde und überforderte Mutter geworden, deren Bedarf an »Liebesleben« sich auf ein bisschen Kuscheln beschränkt. Kommen noch der ständige Körperkontakt mit dem Baby und die intensiven Gefühle beim Stillen dazu, fehlt manchmal sogar dafür die Kraft.

Denn es liegt fast nie an den Hormonen und nur höchst selten an abgekühlter Liebe, wenn jungen Müttern die Lust abhanden kommt. Es sind die ungewohnten Lebensumstände, die ehemals leidenschaftliche Liebhaberinnen so verwandeln. Dazu gehört auch der neue Ton, der plötzlich in vielen Familien herrscht: Aus Sonja, Uschi und Angelika wird plötzlich »Mami« – ein reines Wesen jenseits der Sexualität. Aus Peter, Martin und Wolfgang ein »Papi«, der zuerst Vater sein sollte – und dann erst Mann sein darf. Auf diese Weise wird die Elternrolle rein sprachlich oftmals so betont, dass die Partnerschaft auf der Strecke bleibt.

Umso wichtiger ist es, über Gefühle und Ängste, Bedürfnisse und Sehnsüchte zu sprechen. Denn der Weg zurück zur Sinnlichkeit führt für viele Frauen über die gleichen alternativen Liebesformen, die das zärtliche Miteinander während der Schwangerschaft bestimmt haben. Statt heftiger Beweise der Ekstase lieber Massagen, Streicheleinheiten und Liebesspiele, die nicht mit Geschlechtsverkehr enden müssen. Selbst wenn der Körper mitspielt und die Lust das Denken blockiert, läuft der Instinkt auf Hochtouren. Das geringste Geräusch aus dem Babybett genügt, um augenblicklich von Leidenschaft auf Fürsorge umzuschalten – ein Phänomen, das die meisten Männer in dieser Form nicht nachvollziehen können.

Doch auch frischgebackene Väter haben Hemmschwellen zu überwinden und leiden unter dem »Baby-Blues«. So mancher Mann, der die Geburt aus nächster Nähe mitverfolgt hat, sieht die vertrauten Geschlechtsteile seiner Partnerin plötzlich mit etwas anderen Augen. Und muss erst dieses Erlebnis verdauen, bevor er sich seiner Frau wieder unbefangen nähern kann. Viele Männer kämpfen – bei aller Liebe zum Neugeborenen – mit Eifersucht und Neid, fühlen sich von der Partnerin ins Abseits gestellt. Vor allem die Intimität des Stillens verstärkt das Gefühl, das dritte Rad am Wagen zu sein, statt die gewohnte Hauptrolle im Leben der Partnerin zu spielen.

Irgendwann kommt es dann aber doch zum »ersten Mal« –

und eine neue, andere Form der Liebe nimmt ihren Anfang. Spontaner, ungestörter Sex gehört der Vergangenheit an: Das elterliche Intimleben wird vom Zeittakt des Kindes bestimmt. Wer nicht das Glück hat, sich hin und wieder tagsüber eine Stunde Zeit füreinander nehmen zu können, ist auf die späten Abendstunden limitiert. »Warte, bis es dunkel wird ...« entwickelt sich bei vielen jungen Eltern zum Motto ihres Liebeslebens. Vorausgesetzt, der Nachwuchs schläft friedlich im eigenen Bett – und zwar die ganze Nacht.

Das tun freilich die wenigsten Babys. Zu dritt im Bett klingt daher für viele Eltern nach einer guten Alternative zum nächtlichen Dauerstress. Das Baby kann sowohl sein Bedürfnis nach Körperwärme als auch seine Hungergefühle jederzeit befriedigen. Die Eltern können zu jedem Zeitpunkt den Atem und damit die Lebendigkeit ihres Kindes kontrollieren. Schließlich treibt nicht nur Hungergeschrei, sondern auch die Angst vor dem »plötzlichen Kindestod« viele Eltern mehrmals pro Nacht an die Wiege, selbst – oder gerade – wenn der Nachwuchs unerwartet ruhig ist.

Zu dritt im Bett heißt aber auch, freiwillig auf Privatsphäre zu verzichten. Wer hier von zu geringer Opferbereitschaft und zu ausgeprägtem Egoismus spricht, geht am Kern der Sache vorbei: Es geht nicht darum, dem Kind ein Opfer zu bringen, sondern eine Basis für ein optimales Klima innerhalb der Familie zu schaffen. Und das setzt nun einmal Freiwilligkeit voraus und das Gefühl, keinen Verlust zu erleiden.

Vor dem Baby zu schmusen, einander zu streicheln oder miteinander zu schlafen ist nicht jedermanns Sache – selbst wenn das Baby scheinbar nichts hört. Scheinbar deshalb, weil Babys selten länger als zwei bis drei Stunden durchschlafen und in den Zwischenphasen für Nebengeräusche durchaus aufnahmefähig sind. Der wohlgemeinte Ratschlag, erfinderisch zu sein und Orte zu entdecken, an denen das Baby nicht stören kann, setzt eine große Wohnung, keine älteren Geschwister und genügend freie Zeit voraus – drei Faktoren, die nur auf wenige Eltern zutreffen. Auch mit der dauerhaften Präsenz, die ein Gefühl der Sicherheit vermitteln soll, ist das so eine Sache. Nicht jede Mutter hat Tag und Nacht das Bedürfnis nach Hautkontakt – und so manches Baby scheint seinen ganz privaten Freiraum zu brauchen.

Nicht ganz unberechtigt ist auch die Sorge, im Familienbett heimlich, still und leise einen kleinen Haustyrannen großzuziehen: Ein Baby, das dauernde Aufmerksamkeit gewöhnt ist, wird sie auch dann einfordern, wenn der Arbeitsalltag andere Prioritäten setzt. Im schlimmsten Fall bleibt das Kind nicht nur jahrelang Bettgenosse, sondern fordert sein angestammtes Recht auch dann ein, wenn ein Geschwisterchen dazukommt.

Besondere Vorsicht ist angebracht, wenn der Wunsch nach einem Familienbett nur von einem Partner ausgeht: Nur zu oft soll das Baby im Bett Störungen in der Beziehung verheimlichen und wird als »Barriere« zwischen den Eltern benutzt.

Je besser sich ein Liebespaar auf die »Zeit danach« vorbereitet hat, desto leichter fällt es beiden, Lust und Liebe in den Familienalltag einzubauen. Experten raten deshalb allen Eltern in spe, nicht im trauten Bild der schattenfreien Kleinfamilienidylle zu versinken, sondern sich gemeinsam neben den Sonnentagen auch die Schattenzeiten auszumalen, wenn Kindergeschrei so an den Nerven zerrt, dass für Erotik kein Platz mehr bleibt.

Wer den »Ernstfall« schon während der Schwangerschaft mental durchspielt, kann Lösungsmöglichkeiten erkennen, die er später, voll im Babystress, gar nicht mehr sieht. So haben Väter und Mütter in der Startphase oft große Schwierigkeiten, den Nachwuchs auch nur kurzfristig aus den Händen zu geben – egal wie erschöpft und ausgelaugt sie sind. Fest davon überzeugt, dass niemand außer ihnen selbst ihn richtig umhegt, vertun sie die Chance auf eine ruhige Stunde.

Tatsächlich macht dem Baby eine kurze Trennung nichts aus, während sie andererseits den Eltern das schenkt, was sie für ihre Liebesbeziehung am dringendsten brauchen: ungestörte Zeit füreinander. Zeit, über Alltagsprobleme zu reden und nicht nur über den letzten Windelwechsel. Zeit, einander in der neuen Rolle als Vater und Mutter kennenzulernen, die Veränderungen wahrzunehmen, die Positionen zu überdenken. Und Zeit für neue Rituale, in denen – aller Kinderliebe zum Trotz – die Zweisamkeit für ein paar Stunden im Mittelpunkt steht.

Spezielle Gelüste

46 Grenzgang oder:
Spiele zwischen zart und hart

In unseren nächtlichen Träumen sind wir alle Grenzgänger. Balancieren am Rande des Abgrundes und benehmen uns wilder und obszöner, hemmungsloser und ungenierter, dominanter und unterwürfiger, als wir es jemals in einem Tagtraum wagen würde.

Doch was passiert, wenn sich dieser Abgrund auftut? Wenn man die Lust an Dominanz und Unterwerfung nicht nur virtuell, sondern ganz real erleben will? Wenn Schmerz und Erregung ineinander übergehen und die Grenzen zwischen Wollust und Qual verschwimmen? Wenn statt Kuschelsex und politisch korrektem Geschlechtsverkehr plötzlich erotische Machtspiele die Leidenschaft anheizen?

Schmerz und Lust, so sind sich die meisten Sexualmediziner und Psychotherapeuten mittlerweile einig, sind untrennbar miteinander verbunden. Und liegen so nah beieinander, dass das eine vom anderen schwer zu trennen ist. Bei heftigen Gefühlen gibt es daher oft Grenzüberschreitungen, die vermuten lassen, dass in vielen Frauen eine kleine Sadomasochistin – und in vielen Männern ein kleiner Sadomasochist stecken. Mit einer heimlichen Leidenschaft für eine – oder mehrere – der zahlreichen Varianten von SM, präziser gesagt: BDSM. Denn das politisch wie inhaltlich korrekte Kürzel steht für Bondage & Discipline,

Domination & Submission, Sadism & Masochism. Zu Deutsch: Fesselung & Erziehung, Beherrschung & Unterwerfung, Sadismus & Masochismus.

Schon diese Aufzählung treibt freilich den meisten die Schamesröte ins Gesicht. Selbst wenn sie von strenger Liebe träumen, im Bett mit Freuden in die Rolle der Gebieterin schlüpfen oder lustvoll zur Augenbinde greifen. Das hat doch alles nichts mit SM zu tun! Denn Sadomaso, das ist nun wirklich irgendwie pervers. Und pervers, das sind immer nur die anderen.

Wo allerdings die Grenze gezogen werden kann, soll oder muss, weiß kaum jemand zu benennen. Sind High Heels und Korsett schon Fetisch? Eine Kette um die Handgelenke schon SM? Muss man Veilchen ins Bett streuen, um Blümchensex zu haben, oder dürfen es auch dornige Rosen sein?

Wer ernsthaft darüber nachdenkt, merkt schnell: Wie die Obszönität ist auch die Perversion relativ. Wir definieren sie jeder für sich.

»Pervers ist alles, was wir nicht genießen können«, meint die amerikanische Feministin Sallie Tisdale, »denn für jeden und überall gibt es Dinge jenseits der Grenzen des Erlaubten.«

Was unter Perversion verstanden wird, hängt aber auch von der jeweiligen Kultur und der gesellschaftlichen Situation ab. Zu den durch Religion und Strafrecht verfolgten »Anomalien« gehörten im Laufe der Geschichte alle Formen von Homosexualität, Inzest, Prostitution, Ehebruch, Oralsex, Analsex und Exhibitionismus. Ein Eheratgeber von 1942 zählt unter den »perversen Komponenten der normalen Libido« neben Voyeurismus auch Cunnilingus und erotische Phantasien auf. »Gottlob«, teilt das Buch uns mit, »sind diese Elemente so gründlich verdrängt, dass sie keine Probleme mehr verursachen.«

Der Autor irrt – zum Glück. Denn immer mehr Paare entdecken den subtilen Reiz mentaler und körperlicher Grenzerfahrungen. Seriöse Sexualwissenschafter gehen davon aus, dass in Mitteleuropa fünf Prozent aller Erwachsenen SM- und Fetischspiele zum fixen Bestandteil ihres erotischen Spektrums zählen. In Deutschland wären das rund drei Millionen, in Österreich etwa 300 000 Menschen, die den »harten Kern« jener bilden, die auf eines der drei »großen L« – Lack, Leder & Latex – stehen, auf Fesselspiele, Strümpfe und Stöckelschuhe oder auf den Grenzgang zwischen Schmerz und Lust, Demut und Dominanz. Ganz zu schweigen von den vielen Paaren, die zumindest hin und wieder ihrer Neugier und ihrem Spieltrieb nachgeben und zu entsprechend »zart-harten« Requisiten greifen.

Nur wenige stehen allerdings offen zu ihrer heimlichen Lust am Spiel mit Macht und Unterwerfung. Denn wer sich abseits der Szene zu SM bekennt, stößt schnell an die Grenzen gesellschaftlicher Akzeptanz. Zu tief sitzen die Vorurteile, zu tief die Ängste.

In einem der besten Bücher zum Thema mit dem bezeichnenden Titel *Die Wahl der Qual* geht es den Autorinnen Kathrin Passig und Ira Strübel denn auch zunächst darum, die am weitesten verbreiteten Irrtümer über BDSM aufzuklären. Startend mit der am häufigsten gestellten Frage »Sind Sadomasochisten krank?«, liefern sie ebenso knappe wie klare Antworten: »Nur wenn sie sich eine Grippe einfangen. Es gibt keine Anzeichen dafür, dass sich Sadomasochisten, abseits ihrer sexuellen Vorlieben, von anderen Menschen unterscheiden.«

Außer vielleicht in der Bereitschaft, miteinander über die eigenen Lüste und Gelüste zu sprechen. Nicht umsonst heißen die drei wichtigsten Prinzipien »safe, sane and consensual«, also sicher, mit gesundem Menschenverstand und einvernehmlich. Das setzt intensive Gespräche vor dem »Spiel« ebenso voraus wie ein spezielles Codewort, mit dem die gerade laufende Aktion abgebrochen werden kann – gleichermaßen eine Vorsichtsmaßnahme wie ein Garant für Freiwilligkeit.

Beides stellt auch sicher, dass es zu keiner Gewaltanwendung kommt. Denn die hat so wenig mit BDSM zu tun wie Liebe mit einer Vergewaltigung. Lustschmerz ist das Zauberwort, doch selbst der ist keine Bedingung für »SMarte« Spiele. Viele Sadomasochisten, so Passig und Strübel, können realen Schmerzen gar nichts abgewinnen. Ihre Spiele drehen sich um Macht, Unterwerfung und Demütigung. Die meisten schlafen auch lustvoll »ganz normal« miteinander, denn der sadomasochistische Anteil ist keine Einschränkung, sondern eine Erweiterung ihres sexuellen Spektrums.

Womit gleich ein weiteres Vorurteil angesprochen wäre. Die Vorstellung nämlich, dass sadomasochistische Praktiken im Laufe der Zeit immer extremer und gefährlicher werden müssten, um den erhofften Kick zu erzeugen.

Auf einschlägigen SM-Seiten kursiert dafür ein schönes Bild. Sadomasochistische Vorlieben, so heißt es, entwickeln sich wie Bäume: Sie wachsen bis zu einer bestimmten, individuell unterschiedlichen Höhe, aber nicht weiter. Manche Paare entdecken immer neue Spiele, bei denen nicht das Erreichen von variantenreichen Extremen, sondern der extreme Variantenreichtum im Vordergrund steht. Andere greifen ein Liebesleben lang zu Augenbinden und leichten Handfesseln mit rein symbolischem Charakter, während ihr Kopfkino wilde Kapriolen schlägt. Und bei gar nicht so wenigen Paaren wechseln die Partner hin und wieder die Seiten und genießen diesen aktiv-passiven Rollentausch – genau wie die Tatsache, dass vor und nach dem Spiel beide wieder gleichberechtigt und auf Augenhöhe agieren.

Riskant sind sadomasochistische Spiele immer dann, wenn die drei wichtigsten Voraussetzungen fehlen: ein klares Bild von den eigenen Sehnsüchten, Wünschen und Phantasien, ein hohes Maß an Gesprächsbereitschaft – und ein Minimum an Praxiswissen. Wer sein (vermeintliches) Know-how aus reißerischen TV-Beiträgen oder einschlägigen Internetvideos bezieht, läuft Gefahr, sich selbst und seinen Partner beziehungsweise seine Partnerin zu verletzen. Sei es, weil Damenstrümpfe als Bettfesseln zwar in jedem Erotikfilm eine prominente Rolle spielen – sich die Knoten in der Realität aber oft nur noch mit Messer oder Schere lösen lassen. Sei es, weil ein falsches Wort zur falschen Zeit nicht die erhoffte Erregung hervorruft, sondern nur schamvolle Erniedrigung.

Der beste Tipp für alle, die von zart zu hart (und wieder zurück) wechseln wollen, lautet daher ganz banal: Klein anfangen und vorsichtig weitermachen. Denn kaum eine Form der Sexualität setzt so viel gegenseitiges Vertrauen voraus wie Spiele, in denen Macht verliehen und Macht genommen wird, wo Grenzen ausgelotet und manchmal überschritten werden.

Womit auch dem Vorurteil, dass BDSM und Liebe einander ausschließen, die Grundlage entzogen ist. Denn gegenseitiges Vertrauen ist nicht nur Bedingung für eine lustvolle sadomasochistische Beziehung, sondern auch die beste Voraussetzung für eine erfüllte Partnerschaft. Für viele Fans der strengen Spielart gilt daher: Ohne Liebe geht es auch – doch mehr Spaß macht es mit.

47 Lustschmerz oder: Im Labyrinth des Eros

Das erste Mal, als wir zusammen im Bett lagen, hielt er meine Hände über meinem Kopf fest. Es gefiel mir. Er gefiel mir.

Das zwei Mal hob er meinen Schal auf, lächelte und sagte: »Darf ich dir die Augen verbinden?« Mir hatte noch nie jemand im Bett die Augen verbunden, und es gefiel mir.

Das dritte Mal brachte er mich wiederholt um Haaresbreite zum Orgasmus. Als ich wieder fast außer mir war und er wieder aufhörte, flehte meine Stimme ihn an, weiterzumachen.

Das vierte Mal benutzte er denselben Schal dazu, meine Hände zusammenzubinden. Am gleichen Morgen hatte er mir dreizehn Rosen ins Büro geschickt.

Der Anfang einer ungewöhnlichen Lovestory, die als Kinofilm zum Erotikklassiker wurde: *9½ Wochen* mit Kim Basinger in der weiblichen Hauptrolle. Was im Film freilich nur andeutungsweise zu sehen ist, wird im gleichnamigen Roman von Elizabeth McNeill in epischer Breite nachvollzogen: das Abenteuer einer Beziehung, in der sich Lust und Liebe mit Schmerz und sexueller Unterwerfung paaren, die Faszination einer Affäre, in der sich alles um Macht und Ohnmacht dreht, um Selbstbeherrschung und Fremdkontrolle.

Der Film war nicht zuletzt ein solcher Kassenschlager, weil er in vielen Frauen eine verborgene Seite zum Klingen brachte. Auch wenn Freud mit der Behauptung irrte, Weiblichkeit und Masochismus gehörten untrennbar zusammen, kennen – und genießen – viele Frauen ihre masochistisch angehauchten Phantasien. Und so manche wünscht sich, einmal in die passive, devote Rolle zu schlüpfen und ihre Tagträume in die Realität umzusetzen.

Vorbilder sind allerdings rar – sieht man einmal von der berühmt-berüchtigten *Geschichte der O* ab. Der Roman gilt zwar als Meisterwerk des Sadomasochismus, eignet sich aber kaum als Handlungsanleitung für Debütantinnen. Denn die träumen selten von totaler Versklavung, sondern vielmehr von einem sanften Einstieg à la *9½ Wochen*. Und sehen sich trotzdem mit jeder Menge Vorurteile konfrontiert.

Angesichts einer Frau, die sich freiwillig zum »wehrlosen Opfer« macht, überkommt nämlich nicht nur fanatische Feministinnen pures Entsetzen: Wo bleibt ihre Selbstachtung? Wo der Kampf um ihre körperliche Selbstbestimmung?

Während viele Männer in der weiblichen Phantasie von Lust und Qual irrigerweise eine Aufforderung zur Gewalt sehen, wittern Frauen in ihr einen Verrat am Emanzipationsgedanken.

Den Betroffenen geht es in den meisten Fällen aber weder um brutale Züchtigung noch um blinde Unterwerfung. Sie wollen nicht geohrfeigt oder geschlagen, sondern mit ebenso starker wie erfahrener Hand an ihre Grenzen geführt werden. Von echten Masochistinnen einmal abgesehen, deren Bereitschaft, Schmerz zu ertragen, in keiner direkten Korrelation zur körperlichen Lust steht, sind die wenigsten bereit zu leiden.

Ganz im Gegenteil: Sie wollen loslassen, sich ihren Gefühlen hingeben, die Außenwelt einfach abschalten. Das funktioniert nicht zuletzt deshalb, weil der Körper in ekstatischen Erregungszuständen – beim Marathonlauf ebenso wie in höchster sexueller Erregung – Endorphine ausschüttet, die das Ertragen oder Überwinden von Schmerzen erleichtern.

»Zuweilen fragte ich mich, rein theoretisch, wie es möglich war, dass Schmerz so erregend sein konnte«, lässt Elizabeth

McNeill ihre Romanfigur sinnieren: »In dieser Zeit stieß ich mir einmal die große Zehe an und konnte mich die nächste Viertelstunde nicht auf meine Arbeit konzentrieren, da mich das unablässige Pochen störte. Aber wenn er es war, der mir Schmerz zufügte, verwischte sich der Unterschied zwischen Schmerz und Lust auf eine Weise, die beides zu den zwei Seiten einer Münze werden ließ: Empfindungen verschiedener Art, aber gleicher Wirkung, gleich intensiv, der eine Reiz ebenso fähig wie der andere, mich zu erregen.«

Sich so fallenlassen zu können, setzt absolutes – und manchmal auch im Wortsinn »blindes« – Vertrauen voraus: Nur eine Frau, die sicher ist, dass ihr Partner ein Nein als solches akzeptiert, kann zulassen, dass ihr die Kontrolle über eine Situation, über ihren Körper und über ihre Sinne aus der Hand genommen wird. Einmal überwältigt und hilflos ausgeliefert, ist sie als passiver Teil weder für ihr eigenes Vergnügen noch für den Orgasmus ihres Partners verantwortlich. Sondern darf sich – ganz ohne Leistungsdruck – einfach hingeben und den süßen Lustschmerz genießen.

Eine Vorstellung, die auch Männer reizt. Und einer Frau die Gelegenheit gibt, im Bett die Zügel in die Hand zu nehmen. Vorausgesetzt, sie findet einen Weg durch das Labyrinth der Selbstzweifel zu einem selbstverständlichen Umgang mit den dunklen Seiten ihrer Lust. Denn das Eingeständnis, eine ausgeprägt dominante Ader zu haben, fällt nicht wirklich leichter als die Erkenntnis, sich in der devoten Rolle wohlzufühlen. Schließlich überwiegt in der Öffentlichkeit das Bild der professionellen Domina in Leder, Lack und High Heels, die mit erhobener Peitsche dem Sklaven zu ihren Füßen das Fürchten lehrt.

Doch Lady Sabrinas Studio und der SM-Keller von Herrin Tatjana sind weit weg vom eigenen Schlafzimmer. Hier sind machtvolle Spiele keine teuer bezahlte Dienstleistung, sondern eine Möglichkeit, das gemeinsame Liebesleben um eine aufregende Facette zu bereichern.

Im Mittelpunkt steht einmal mehr das Ausloten der eigenen Grenzen und jener des Partners. Und wie immer, wenn Sex zu einem ganzheitlichen Erlebnis werden soll, geht es auch in den Beziehungen zwischen einer dominant veranlagten Frau und einem devot veranlagten Mann letztendlich um pure Lust. Um *seine* Lust an der Unterwerfung, an der Hingabe, am Gefühl, sich fallen lassen zu können und aufgefangen zu werden. Und um *ihre* Lust an der Macht, die er ihr über seinen Willen gibt, und an der Mischung aus Dominanz und Demut, die ihren Körper ebenso erregt wie ihren Geist.

Das alles kann mit Schmerz verbunden sein. Kann, nicht muss. Denn sehr oft geht es um Rollen- oder Fesselspiele und um die Situation des Ausgeliefertseins. Hier steht der psychische Aspekt im Vordergrund. Und nur während dieser »Spielzeit« gilt die vereinbarte Rollenverteilung – davor und danach sind Top (der dominante Teil) und Sub (der devote/submissive Teil) wieder gleichberechtigt.

Wer sich als dominante Frau auf so subtile erotische Begegnungen einlassen will, muss drei Dinge lernen: die eigenen Grenzen wahrzunehmen, das »Handwerk« zu beherrschen – und die inneren Skrupel zu überwinden. Denn die aktive Topposition anzustreben heißt nicht automatisch, auch alle Zweifel beiseiteschieben zu können. Will ich meinen geliebten Partner wirklich demütigen und/oder schlagen? Werde ich dabei den Respekt vor ihm verlieren? Wird mir der Grenzgang zwischen Zärtlichkeit und Härte gelingen? Und wie soll ich überzeugend wirken, wenn ich mich so verdammt unsicher fühle?

Ängste und Fragen, die jede dominant veranlagte Frau kennt.

Schließlich soll sie die souveräne Regisseurin der ganzen Szene sein, die stets das optimale Maß findet, die Technik im Griff hat, alle Regungen ihres Partners richtig deutet und über all dem ihre eigene Lust nicht vergisst. Eine permanente Herausforderung – an ihre Phantasie, an ihren Mut und an ihre Selbstbeherrschung. Aber auch eine einzigartige Chance, immer neue Facetten ihrer Sexualität zu entdecken und jede »Session« als erotisches Abenteuer zu erleben. Denn es gibt viele Männer, die von »strenger Erotik« träumen. Und von einer Frau, die in Sachen Lust & Liebe nicht nur weiß, was sie will, sondern auch, was der Mann zu ihren Füßen braucht.

48 Fetischchic oder: Von High Heels, Lack und Leder

Nichts zieht Männerblicke so verlässlich an wie Frauenbeine in Stöckelschuhen. Und so mancher Mann wünscht sich, dass die High Heels auch dann noch getragen werden, wenn alle anderen Hüllen schon gefallen sind. Denn hohe Absätze sind erotische Signale und wirken wie ein uneingelöstes Versprechen nach mehr. Der Gang wird geschmeidiger, die Bewegungen lasziver, der ganze Körper schwingt in einem geheimnisvollen Rhythmus. Eine Frau, die im Bett nichts trägt außer Stöckelschuhen und einem Hauch Parfum, ist vielleicht ausgezogen – aber niemals nackt.

Bei manchem Mann bleibt der Blick allerdings an den High Heels hängen. Auf der Straße. Und im Schlafzimmer. Jedes Schuhgeschäft, an dem er vorbeikommt, checkt er ganz automatisch nach Stöckelschuhen ab. Je höher, desto besser. Je glänzender, desto aufregender. Und jedes Mal, wenn er ein ganz besonders schönes Paar findet, greift er zu. Packt die Schachtel liebevoll ein. Und drapiert sie bei nächster Gelegenheit am Bett. Häufig umsonst.

Denn vielen Frauen ist diese heimliche Leidenschaft unheimlich. Wirft Fragen auf, die sie sich nicht beantworten können. Verunsichert sie in ihrem Selbstverständnis als Frau. Lässt sie an ihrer Anziehungskraft zweifeln. Und an der Normalität ihres Gegenübers. Denn ein Mann, der auf Stöckelschuhe fixiert ist, kann doch nicht ganz dicht sein. Oder doch?

Ganz dicht vielleicht nicht. Aber ziemlich normal. »Ans Licht mit schwarzen Strümpfen und Stiefeln. Ein bisschen ist doch jeder Mann Fetischist«, forderte der Fetischforscher Roger Madison bereits 1975. Auch Valerie Steele, Expertin in Sachen Erotik und Mode, konstatierte nach jahrelanger Recherche zum Thema Kleiderfetischismus kurz und bündig, dass es »eine ganze Rasse erotischer Minifetischisten gibt: nämlich fast alle Männer aus fast allen Kulturkreisen«.

Kein Grund zur Sorge also, wenn der Partner auf Lack und Leder, auf Reizwäsche und Latexröcke abfährt? Wenn er Sie am liebsten in Strümpfen und Strapsen sieht und beim Anblick einer geschnürten Taille glänzende Augen bekommt?

Im Prinzip nicht, denn fetischistische Anteile sind bei Männern üblicher als bei Frauen. Die können zwar auch glänzende Augen beim Anblick eines Schuhregals bekommen – aber kaum feuchte Höschen, nur weil ein Mann edle Lederslipper trägt.

Die Pathologie beginnt erst in dem Augenblick, in dem die Liebe zu einem Detail vorherrschend wird. Fachleute definieren daher vier Stufen des erotischen Fetischismus – hier am Beispiel des High-Heel-Liebhabers:

In der ersten Stufe (leichte Fixierung) genießt er den Anblick hoher Stöckelschuhe und träumt davon, dass seine Partnerin sie auch im Bett trägt. Noch hat er keinen »Fetisch«, sondern bestenfalls eine ausgeprägte Vorliebe.

In der zweiten Stufe (trivialer Fetischismus) ist er auf Stöckelschuhe fixiert und lässt kein Mittel unversucht, seine Partnerin dazu zu bringen, sie auch zu tragen. Der Schuh hat eindeutig Fetischcharakter.

In der dritten Stufe (ausgeprägter Fetischismus) kommt er nur zum Orgasmus, wenn seine Partnerin Stöckelschuhe trägt. Andere Stimulationsmittel versagen, der Schuh steht im Mittelpunkt des Interesses.

In der vierten Stufe (extremer Fetischismus) treten die Schuhe an die Stelle einer Partnerin. Der Anblick von High Heels genügt, um ihn zu erregen und zum Höhepunkt zu bringen.

Die vierte und letzte Stufe wird allerdings nur von einem verschwindend kleinen Anteil von Männern erreicht, und die Gefahr, an einen extremen Fetischisten zu geraten, ist erfreulicherweise ziemlich gering. Was es so mancher Frau leichter macht, die speziellen Vorlieben ihres »Minifetischisten« zu akzeptieren – und vielleicht sogar selbst daran Vergnügen zu finden.

Einer der ersten, der seine Fetischphantasien offenlegte, war Leopold von Sacher-Masoch, der Namensgeber des Masochismus. Sein Roman *Venus im Pelz* ist eine Reise ins Labyrinth fetischistischer Leidenschaften. Sein Objekt der Begierde, der Pelz, ist allerdings schon lange »out«. Lack und Leder, Latex und metallglänzende Kunststoffe lassen heute die Herzen vieler Männer und Frauen höher schlagen.

Vor allem wenn sie zu einem Korsett verarbeitet wurden. »Bound for pleasure?« titelte die *New York Times* angesichts kräftig geschnürter Laufstegschönheiten und ließ damit die Debatte, ob ein Korsett umarmt oder einengt, wieder aufleben.

So umstritten wie ihre Wirkung auf die Trägerin ist auch der Symbolgehalt von Korsetts, der sich aus dem Kontext ergibt und immer wieder neu konstruiert wird: Für die einen liegt ihre erotische Anziehungskraft in der optischen Unterstreichung des »Mythos Weib«, für die anderen steht der Taillenschnürer als Sinnbild für Strenge und Dominanz. In beiden Fällen ist das Korsett ein sexueller Stimulus – und das nicht nur für Männer, wie die begeisterten Korsettträgerinnen, die auf einschlägigen Events und Korsettbällen ihre Wespentaille zur Schau stellen, unumwunden zugeben.

Wer auf Korsetts steht, kriegt häufig auch bei Strapsen und Strümpfen Herzklopfen. Denn die Beine sind der »Weg zum Ziel«, und Nylons, besonders solche mit Naht, lenken die Augen des Betrachters in Richtung Schoß, während Strapse und Hüfthalter den Venushügel wie einen Torbogen umrahmen. Dass Reizwäsche, sei sie nun aus edler Seide oder frivoler Spitze, diesen erotischen Effekt noch unterstreicht, weiß jede Frau aus eigener Erfahrung. Denn Wäschefetischismus gehört zu den häufigsten und harmlosesten Formen sinnlicher Lust – und wird daher von Frauen auch am ehesten akzeptiert.

Mehr Mut brauchen alle, denen der Sinn nach Latex, Lack und Leder steht. Alle drei Materialien haben durch ihre taktilen, olfaktorischen und visuellen Eigenschaften eine starke erotische Ausstrahlung.

»Um es ganz deutlich zu sagen – Gummi ist Macht und Sex«, konstatierte Candace Bushnell, Autorin von *Sex and the City*, nach einer ausgiebigen Session mit enganliegenden und glänzenden Wet-Look-Outfits.

Die Tatsache, dass Modedesigner immer öfter zu diesen ehemaligen Hardcore-Fetischmaterialien greifen, erleichtert die ganze Sache für Liebhaber der »zweiten Haut«. Bereits in den sechziger Jahren machte Yves Saint Laurent Leder hoffähig – damals allerdings unter lautstarkem Protest der feinen Gesellschaft. Nur wenige Jahre später irritierte es niemanden mehr, als die Topdesignerin Donna Karan verkündete, dass »sich nichts auf nackter Haut so gut anfühlt wie Leder. Es ist einfach hocherotisch!« Und wer Lackhosen und geschlitzte Latexkleider sucht, Damenstiefel mit Reißverschluss und taillierte Lederkorsetts mit Nieten, wird in Edelboutiquen fündig. Denn bei der Fashion Week Paris 2009/2010 wurde auf den Laufstegen von Jean-Paul Gaultier und seinen DesignerkollegInnen präsentiert, was normalerweise nur in einschlägigen Magazinen oder auf Fetischpartys zu finden ist – vom Edeldomina-Look in schwarzem Leder über riesenhafte Plateauschuhe und bunte Lackkorsetts bis zur hautfarbenen Stretch-Gaze.

Für den Modehistoriker James Laver existiert ein logischer Zusammenhang. Denn die Mode hat sich schon immer der Fetischentwürfe bedient – ob beim Minirock, der ursprünglich nur den Damen der Horizontale vorbehalten war, oder bei dem von Vivienne Westwood entwickelten »bondage style«, der von Helmut Lang verfeinert wurde. Letztendlich gilt: Wenn Fetischismus der Superlativ einer Phantasie ist, wird Mode zu ihrem Komparativ.

Bei Frauen, die Kleidung mit fetischistischem Anklang als reizvolle Alternative zum alltäglichen Dresscode sehen und das verräterische Glitzern in den Augen ihres Partners genießen, kommt auch die Lust nicht zu kurz. Mit gutem Grund: Die Verkleidung bringt sie in eine Position der Stärke, denn wer Wünsche erfüllt (und mit der Wunscherfüllung jederzeit wieder aufhören kann), hält die Fäden in der Hand. Mit der erfreulichen Folge, dass der »beschenkte« Mann alles daran setzen wird, seine großzügige Geliebte bei Laune zu halten – und sei es nur, damit sie ihm erlaubt, seine Phantasien immer wieder auszuleben.

49 Bisexualität oder: Erotik der Ambivalenz

Welche Farben hat die Lust? Welche Vielfalt das Begehren? Ein bisschen »bi«, so heißt es, steckt in jedem von uns. Denn sexuelle Neigungen und Vorlieben sind längst nicht so eindeutig, wie viele glauben möchten. Ganz zu schweigen von unseren sexuellen Träumen und Phantasien. In denen ist die Lust bunt und das Begehren vielfältig.

Trotzdem tun sich die meisten schwer mit dem Eingeständnis, dass ihre sexuelle Orientierung zweideutig ist. Dass gängige Etiketten sie einschränken. Und dass der Grenzgang zwischen den Geschlechtern eine reizvolle Alternative zur erotischen »Eingleisigkeit« darstellt.

Bisexualität, die richtig eigentlich Ambisexualität heißen müsste, ist freilich weder eine Erfindung der alten Griechen, die sich bekanntermaßen zu Knaben und zu Frauen gleichermaßen hingezogen fühlten, noch ein Markenzeichen der Popkultur – auch wenn Madonna, Mick Jagger oder Lady Gaga ganz öffentlich mit beiden Geschlechtern liebäugeln.

Schon Adam und Eva waren vermutlich nach allen Seiten offen, wenn es um Beischlaf ging. Und ließen sich diesbezüglich von ihren tierischen Verwandten inspirieren. Das von sittenstrengen Kirchenherren und unbelehrbaren Moralisten vorgetragene Argument, nur Heterosexualität entspreche der Natur und alle anderen erotischen Spielarten seien »wider die Natur«, ist von Biologen nämlich längst widerlegt.

Der kanadische Naturwissenschaftler Bruce Bagemihl listet mehr als 450 Spezies auf, deren Beziehungsspektrum von gelegentlichen Seitensprüngen mit Gleichgeschlechtlichen über Partnertausch und Gruppenorgien bis zu lebenslanger Bisexualität reicht. So ziehen drei Viertel aller männlichen Großen Tümmler, einer Delphinart, ein Leben lang in gleichgeschlechtlichen Partnerschaften durch die Meere, schützen sich gegenseitig vor angreifenden Haien – und haben regelmäßig miteinander Sex. »Flipper« ist zwar nicht schwul – aber definitiv bi! Auch männliche Gorillas leben häufig in Junggesellentrupps und verwöhnen einander bis hin zum Samenerguss. Und bei Makaken und Seehunden, Sumpfhühnern, Königspinguinen, Rosa Flamingos, Löwen und Warzenschweinen gehört animalischer Sex mit beiden Geschlechtern ebenfalls zum erotischen Standardrepertoire.

Die absoluten Spitzenreiter in Sachen tierischer Erotik sind allerdings Bonobos – neben den Schimpansen die nächsten Verwandten des Menschen und als wahre Sexakrobaten bekannt. Mehrmals täglich geht es bei ihnen zur Sache und das in jeder nur denkbaren Stellung und Kombination: Männchen mit Männchen, Männchen mit Weibchen, Weibchen mit Weibchen und, wenn gerade »Not am Affen« ist, auch jeder mit sich selbst.

Der Rückschluss, dass wir Menschen von Natur aus denselben animalischen Trieben gehorchen würden wie die erotisch aktiven Affen, ist gewagt. Aber eine 98-prozentige Übereinstimmung des Erbmaterials gibt zu denken. Biologen und Sexualforscher werten das Verhalten der Bonobos zumindest als einen Hinweis darauf, dass die Idealisierung des heterosexuellen, monogamen Sexualverhaltens eine relativ neue Abweichung von unserem evolutionären Erbe darstellt. Möglicherweise haben unsere frühen Vorfahren, ganz wie Bonobos, die Lust am Sex dazu benützt, um Allianzen zu schmieden, Dinge und Gefälligkeiten auszutauschen, Freundschaften zu schließen oder Frieden zu erhalten. Und das über alle Alters- und Geschlechtergrenzen hinweg.

Sollte das zutreffen, könnte man sich die Suche nach einer Erklärung für die Vielfalt des menschlichen Begehrens ersparen. Die erotische Wandlungsfähigkeit wäre uns demnach in die Wiege gelegt und ihre Umsetzung nur eine Frage gesellschaftlicher Regeln und Normen.

In die lässt sich Bisexualität freilich nur schwer einpassen. Denn sie entzieht sich der Kategorisierung. Das musste schon der Sexualwissenschaftler Alfred Kinsey erkennen, der in den fünfziger Jahren des vorigen Jahrhunderts versuchte, die menschliche Sexualität zu vermessen. Seine siebenteilige Skala reichte von »ausschließlich heterosexuell = null« bis »ausschließlich homosexuell = sechs«. Wer sich auf der Kinsey-Skala bei drei einordnete, galt als bisexuell. Wer bei eins, zwei, vier oder fünf lag, wurde als »ein bisschen bi« eingestuft. Was letztendlich auf über neunzig Prozent der Befragten zutraf, da auch sexuelle Phantasien oder einmalige Experimente mit dem anderen Geschlecht in die Wertung miteinbezogen wurden.

Ein bisschen bi – das klingt freilich wie »ein bisschen schwanger«. Kein Wunder also, dass Wardell Pomeroy, Mitverfasser der Kinsey-Reports, die Frage eines Journalisten, warum jemand bisexuell werde, mit einer Gegenfrage beantwortete: »Warum ist es nicht jedermann?«

Wissenschaftlich gesehen, macht die Kategorisierung in Homo-, Hetero- und Bisexuelle ohnehin keinen Sinn. Denn die Grenzen der sexuellen Orientierung sind fließend – und die erotischen Präferenzen können sich im Laufe der Jahre verändern: Familienväter, die Zeit ihres Lebens nur Frauenbeinen nachgeblickt haben, entdecken plötzlich den Reiz behaarter Männerwaden. Wer gestern lesbisch war, kann morgen seinen Traummann treffen, wer immer starke Männer begehrte, verfällt überraschend den sanften Rundungen des weiblichen Geschlechts. Aus einer liebevollen Frauenfreundschaft wird unerwartet eine leidenschaftliche Frauenliebe. Und wo immer die lustvollen Möglichkeiten eingeschränkt sind, sei es in Internaten oder hinter Gittern, kommt es zu gleichgeschlechtlichen Kontakten, die kaum einen Rückschluss auf die »wahre« sexuelle Ausrichtung der Beteiligten zulassen.

Ambivalent ist freilich nicht nur die Erotik von bisexuell veranlagten Menschen. Ambivalent ist auch das Verhältnis der Gesellschaft zur grenzüberschreitenden Lust. Einerseits fasziniert die Vorstellung, dass sich jemand mit beiderlei Geschlechtern gleichermaßen vergnügt. Ob Oscar Wilde oder Marlene Dietrich, Leonard Bernstein oder Anaïs Nin, David Bowie oder Pink – ihr offen gelebter Multisexualismus beflügelt(e) die Phantasie und verlieh beziehungsweise verleiht ihnen den Nimbus des Besonderen.

Andererseits sehen sich Bisexuelle mit jeder Menge Vorurteilen konfrontiert. Sie seien einfach zu feige, um sich klar zu ihrer Homosexualität zu bekennen, hört man aus lesbischen und schwulen Kreisen. Sie könnten nicht treu sein, keine monogame Beziehung durchhalten, kommt als Vorwurf von Menschen, die sich selbst als »Kinsey-Null« klassifizieren würden. Dass Monogamie auch unter überzeugten Heteros eher die Ausnahme als die Regel ist, wird dabei nur zu gerne vergessen. Vielleicht sind SerienmonogamistInnen wie Elizabeth Taylor oder Exaußenminister Joschka Fischer trotz ihrer acht beziehungsweise fünf Ehen einfach leichter zu verstehen als ein bisexueller Mensch, der abwechselnd (oder auch gleichzeitig) Männer und Frauen liebt.

In festen Beziehungen wird Ambisexualität dann zum Problem, wenn die zweite Seite der Lust erst im Laufe der Partnerschaft zum Vorschein kommt – oder eingestanden wird. Während Männer – zumindest in der Theorie – mit weiblicher Konkurrenz leichter fertig werden als mit einem Nebenbuhler, sind viele Frauen schockiert und fühlen sich emotional betrogen, wenn sie erfahren, dass ihr Partner auch Männern zugetan ist. Selbst dann, wenn das Begehren gar nicht körperlich ausgelebt wird, sondern der Phantasie vorbehalten bleibt.

Den Betroffenen ist ihre Vielseitigkeit meist ebenso Lust wie Last. *Last*, weil die Anziehungskraft beider Geschlechter die eigene sexuelle Identität in Frage stellt und so manchem den Boden unter den Füßen entzieht. Zumindest so lange, bis die Entscheidung getroffen ist, ob man/frau die erotische Ambivalenz auch real umsetzen will – oder sich bewusst für eine Seite entscheidet und zwar bisexuell ist, aber nicht ambisexuell lebt.

Lust, weil die Vielfalt des Begehrens den sinnlichen Horizont erweitert und zur Entdeckung neuer erotischer Welten führen kann. Oder zum Anfang eines Gedichts im Schweizer bi-net: *ich liebe eine frau / auf ihre weise / ich liebe einen mann / auf seine weise / und insgesamt liebe ich sie / auf meine weise / alle beide*

50 Gruppensex oder:
Ist drei schon eine(r) zu viel?

Manche Mythen existieren in allen Erdteilen und fast allen Kulturen. Der Mythos vom Paar als Einheit ist ein solcher. In unserer Phantasie ist der Andere das fehlende Teil, das uns erst zum Ganzen macht. Das DU wird zum Spiegel des ICH. Der Pas de deux zum ultimativen (Lebens-)Ziel.

In Peter Handkes Theaterstück *Spuren der Verirrten* bevölkern Paare das Bühnenuniversum. Doch aus wie vielen Menschen besteht ein Paar?

»Der Zuschauer kommt zu einem arithmetisch überraschenden Schluss«, verspricht das Programmheft. »Ein Paar sind mindestens drei. Zum ›Ich und Du‹ muss der Blick von außen treten, der die Zweiheit sieht, prüft, bestätigt und herausfordert.«

Dieser Einstieg scheint Ihnen ziemlich weit hergeholt für ein Kapitel über Sex zu dritt? Dann gehören Sie vermutlich zu den Menschen, auf deren innerer Leinwand keine Orgien stattfinden – nicht mal im Traum. Doch das Bett mit mehr als einem Menschen zu teilen, gehört zu den häufigsten Phantasien von Männern wie von Frauen.

Der voyeuristische Aspekt, den Handkes Stück impliziert, spielt dabei eine besondere Rolle. Sehen und gesehen werden. Als Zuschauer agieren und gleichzeitig die Regie führen. Sich als Paar nach außen öffnen und trotzdem eine Einheit bleiben. Oder als Einzelne(r) in die Paarkonstellation eindringen, ohne sie aus dem Gleichgewicht zu bringen.

Was erotische Höchstspannung verspricht, ist allerdings mit einem hohen Maß an Risiko verbunden. Denn die Folgen einer Ménage-à-trois sind schwer vorherzusehen. Eifersucht. Kränkung. Wut. Scham. Alle negativen Gefühle lauern – oft unbewusst – unter einer äußerst dünnen emotionalen Decke. Und die kann jederzeit aufbrechen, wenn ein Paar verabsäumt, die grundlegenden Voraussetzungen für einen »flotten Dreier« rechtzeitig zu klären.

Frauen scheinen sich der Gefahren einer Beziehungserweiterung bewusster zu sein. Oder sie tun sich schwerer damit, Lust von Liebe zu trennen. Laut einer repräsentativen Studie, die das deutsche GEWIS-Institut (Gesellschaft für Erfahrungswissenschaftliche Sozialforschung) im Auftrag der Frauenzeitschrift *Petra* durchführte, würden 74 Prozent der Männer ihren Traum von einer heißen Nacht mit zwei Frauen in die Realität umsetzen, wenn sich die Gelegenheit dazu böte – ungeachtet der Tatsache, dass nicht jedem so viel potente Männlichkeit gegeben ist, gleich zwei Frauen zufriedenzustellen. Vom Gedanken an einen zweiten Mann im Bett war dagegen – nicht weiter überraschend – kaum einer der Befragten angetan. Und die eigene Partnerin wäre nur in zwei Drittel aller Fälle mit von der Partie. Bei den Frauen waren dagegen gerade einmal fünf Prozent an der realen Umsetzung ihrer Dreierphantasien interessiert. Wobei der zweite Mund und das zweite Paar Hände vorrangig männlich sein sollten – was gängigen Klischees widerspricht. Dafür würden sich nur vier Prozent von zwei unbekannten Männern verwöhnen lassen und den eigenen Partner vom erotischen Triangel ausschließen.

Unterschiedlicher könnten die Vorstellungen von Männern und Frauen also nicht sein. Und kaum weniger kompatibel, was die Zusammensetzung des Dreierleis betrifft. Doch Studien spiegeln die Realität offenbar nicht immer korrekt wider. Denn Swingerclubs boomen, Erotikpartys erfreuen sich regen Zulaufs, und ein Blick in einschlägige Internetseiten lässt vermuten, dass sich hinter vielen Schlafzimmertüren mehr als zwei Menschen miteinander vergnügen.

Denn reizvoll ist sie schon, die Vorstellung eines »offenen« Seitensprungs – ganz ohne Heimlichkeiten und Lügen. In Arne Hoffmanns Ratgeber *Orgien für Anfänger* findet sich eine ganze Liste mit guten Argumenten für Gruppensex. Die Erweiterung des erotischen Repertoires beispielsweise, die dann auch den Partnern in ihrer lustvollen Zweisamkeit zugute kommt. Die prickelnde Erotik des Neuen im Vergleich zur gewachsenen Vertrautheit. Die lustvolle Spannung, einen fremden Körper zu berühren, fremde Haut unter den eigenen Händen zu spüren. Der voyeuristische Genuss des Sehens und Gesehenwerdens. Die sinnlichen Sensationen und der doppelte Lustgewinn, wenn mehr als ein Mund und zwei Hände im Spiel sind. Und last, but not least die Möglichkeit, seine Phantasien gemeinsam mit dem Menschen auszuleben, den man liebt – ohne dabei diese Liebe in Frage zu stellen.

Der letzte Punkt ist freilich auch die größte Herausforderung. Man muss als Paar schon sehr reif und gefestigt sein, um die Geliebte/den Geliebten in den Armen eines anderen Menschen zu sehen – und diesen Anblick zu genießen. Vertrauen ist dafür die wichtigste Voraussetzung. Aber auch die Fähigkeit, nicht nur Sex von Liebe zu trennen, sondern auch körperliche Treue von emotionaler Loyalität.

Wer da den Mund nicht aufbekommt, hat schlechte Karten. »Reden, reden, reden – und zwar *bevor* irgendetwas passiert« ist denn auch der Rat all jener, die bereits Swingererfahrung gesammelt haben. Zu klären gibt es viel: Wo sind die Grenzen, die wir einander setzen? Ist jede körperliche Annäherung erlaubt, oder gibt es Tabus – beispielsweise Zungenküsse oder Penetration? Was tun wir, wenn einem von uns mittendrin die Lust vergeht? Oder plötzlich die Eifersucht aufflammt? Wie werden wir mit ungewollten Tränen umgehen – oder mit einem Übermaß an Lust? Und was passiert, wenn einer der Partner nicht mehr auf den erotischen Extrakick verzichten mag? Oder aus dem puren Sexabenteuer eine romantische Liebesgeschichte wird? Schließlich kann niemand garantieren, dass es beim lustvollen Dreier bleibt, wenn Gefühle ins Spiel kommen und aus der Ménage-à-trois eine echte Dreiecksbeziehung wird.

Wer sich trotzdem traut, muss neben den Spielregeln auch noch das Setting festlegen. Für viele Paare ist ein Swingerclub der ideale Einstieg. Denn dort darf alles, aber es muss nichts passieren. Man kann sich einfach nur Appetit holen für Sex zu zweit, sich einen Spielpartner oder eine Spielpartnerin für lustvolle Annäherungen suchen oder auch den Partnerwechsel mit einem anderen Paar ausprobieren. Noch unverbindlicher sind Erotikpartys wie »LittleSins« mit ihrem anregenden Dance-&-Lounge-Konzept, wo es problemlos möglich ist, einschlägige Kontakte zu knüpfen.

Wer den privaten Rahmen vorzieht, muss sich seine Spielpartner auf anderen Wegen suchen. Der beste Freund, die beste Freundin kommen da vielen in den Sinn. Und manchmal passiert »es« dann auch einfach im Laufe einer alkoholgeschwängerten Nacht. Mit den unerfreulichen Folgen und Beziehungskonflikten, die so eine spontane Aktion oft nach sich zieht, muss man dann allerdings auch leben können. Daher entscheiden sich viele Paare für den emotional weniger riskanten Weg und suchen per Inserat oder übers Internet nach willigen Mitspielern.

An Interessenten mangelt es selten. Denn nicht nur Paare reizt es, ihre Partnertauschphantasien in die Realität umzusetzen – auch für Singles kann es ausgesprochen reizvoll sein, sich als Dritte oder Dritter im Bunde anzubieten. Wobei auch hier ein gerütteltes Maß an Selbst(er)kenntnis nötig ist. Und klare Vorstellungen über die eigenen Wünsche und Bedürfnisse. Wer die nämlich nicht deutlich artikuliert, endet als fünftes Rad am Wagen und fühlt sich nicht zum Objekt der Begierde erhoben, sondern zum erotischen Dienstleister degradiert.

Eine spezielle Form der freien Liebe versteckt sich hinter dem Begriff »Polyarmory«. Hier steht nicht der Sex im Vordergrund, sondern die intensive – und von allen Beteiligten akzeptierte – Beziehung zu mehr als einer Partnerin oder einem Partner. Wenn man, so die Grundüberzeugung von Polyamoristen, mehr als ein Kind lieben und an vielen Dingen Lust empfinden kann, kann man auch mehrere PartnerInnen lieben und mit jeder und jedem eine andere Facette seiner Lust genießen. In der idealen Poly-Beziehung klammert sich keiner an einen einzelnen Menschen, sondern lebt mit unterschiedlichen Menschen die jeweils passenden Wünsche und Bedürfnisse aus. Die Erfahrung zeigt allerdings, dass auch polyamouröse Beziehungen in der Praxis meist spannungsreich und selten langfristig stabil sind.

So gesehen lassen Peter Handkes Paarminiaturen eine weitere Deutung zu. Vielleicht brauchen Liebende tatsächlich den Blick von außen, der die Zweiheit sieht und bestätigt. Ein Betrachter, der zum Mitspieler wird und die Ménage-à-deux in eine Triade verwandelt, wird auf Dauer aber eher zum Stressfaktor als zum rettenden Beziehungsanker.

Zu guter Letzt:
Empfehlungen ...

Hier finden Sie eine kleine (und sehr persönliche) Auswahl an Buchtipps und Webseiten – zum anregenden und genussvollen Nachschauen und Weiterlesen, Blättern und Surfen.

Empfehlungen speziell für Frauen

Buchtipps

Eve Ensler, *Die Vagina Monologe*, München 2008

Mithu M. Sanyal, *Vulva: Die Enthüllung des »unsichtbaren Geschlechts«*, Berlin 2009

Francesco Valutti/Diego Verdegiglio, *Das Buch von der Vagina – Unter dem Feigenblatt*, Wiesbaden 2004

Rachel Swift, *Ich komme, wann ich will! Wege zum weiblichen Orgasmus*, München 2009

Corinna Rückert, *Die neue Lust der Frauen. Vom entspannten Umgang mit der Pornographie*, Reinbek 2004

Renate Daimler, *Verschwiegene Lust – Frauen über 60 erzählen von Liebe und Sexualität*, München 2004

Webseiten, deren Besuch sich lohnt

www.femaleaffairs.de – alles was Frauen über ihre Sexualität wissen sollten

www.magnolias.at – Erotik-Lifestyle-Portal für Frauen

www.alley-cat.de – Erotikmagazin für Frauen

www.sexclusivitaeten.net – ausgewählte Erotika und Filme, die feministische Kriterien erfüllen

www.femmefatale.de – Erotisches für Frauen

www.just4women.de – erste erotische Hörspiel-Serie nur für Frauen

www.sexfilme-fuer-frauen.de – unabhängige Infos und Tipps zu sexpositiven Pornos

Empfehlungen, die Ihren Partner interessieren könnten

Buchtipps

Joseph Cohen, *Das Penis Buch*, Königswinter 2005

Maggy Paley, *Unter dem Feigenblatt – Das Buch vom Penis*, Wiesbaden 2004

Arne Hoffmann, *Onanieren für Profis*, Nehren 2005

Webtipp

www.pflege-deinen-schwanz.de – alles was Männer über ihre Sexualität wissen sollten

Empfehlungen für lustvolle Paare (und alle, die es wieder werden wollen)

Buchtipps

Mary Roach, BONK: *Alles über Sex – von der Wissenschaft erforscht*, Frankfurt/Main 2008

Ulrich Clement, *Guter Sex trotz Liebe: Wege aus der verkehrsberuhigten Zone*, Berlin 2008

Bernhard Ludwig, *Anleitung zur sexuellen Unzufriedenheit: Seminarkabarett-Comic*, München 2008

Dr. Ruth K. Westheimer, *Silver Sex: Wie Sie Ihre Liebe lustvoll genießen*, Frankfurt/Main, New York 2008

Klaus Heer, *Wonneworte – Lustvolle Entführung aus der sexuellen Sprachlosigkeit*, Zürich 2007

Bonnie Gabriel, *Worte der Lust. Die Kunst des erotischen Sprechens*, Berlin 2006

Nicole Bailey, *Erotische Massage für sie & ihn*, München 2008

Kalashatra Govinda, *Tantra Massage: Die stimulierende Kraft erotischer Berührung*, München 2009

Katja Lange/Andreas Furtmayr, *Erotic Food*, München 2007

Gilles Neret, *Erotica Universalis* (Bildband), Köln 2005

Andreas H. Bitesnich, *More Nudes* (Bildband), Kempen 2007

Claudia Gehrke/Uve Schmidt (Hg.), *Mein heimliches Auge* (zuletzt erschienen: Band 24), München 2009

Webseiten, deren Besuch sich lohnt

www.das-erotische-sekretariat.de – Erotisches für Frauen und Paare

www.feigenblatt-magazin.de – Magazin für Erotisches

www.sexwoerterbuch.info – 700 Seiten Information von Aphrodisiakum bis Zungenkuss

Empfehlungen speziell für GrenzgängerInnen

Buchtipps

Kathrin Passig/Ira Strübel, *Die Wahl der Qual: Handbuch für Sadomasochisten und solche, die es werden wollen*, Reinbek 2008

Claudia Varrin, *Die Kunst der weiblichen Dominanz*, Berlin 2006

Sina-Aline Geißler, *Lust an der Unterwerfung*, Hamburg 2005

Arne Hoffmann, *Orgien für Anfänger*, Nehren 2008

Ronald Putzker/Caroline Klima, *Fetichic (*Bildband), Wien 2001
Fantasies by 85 Photographers, *Fetish: The Best of International Contemporary Fetish Photography* (Bildband), Köln 2007

Webseiten, deren Besuch sich lohnt

www.datenschlag.org – alles über BDSM
www.lustschmerz.de – BDSM Magazin & mehr
www.fetischindex.de – der Fetischführer durchs Internet

Arne Hoffmann:
50 einfache Dinge die Männer
über Sex wissen sollten.
239 Seiten
€ 14,95
ISBN 978-3-938060-65-0

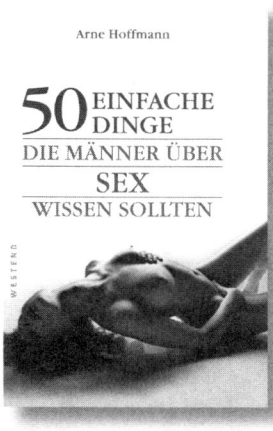

WESTEND

»Was gefällt Frauen beim Sex wirklich? Worauf müssen Männer
bei ihrer Partnerin achten? Fachautor Arne Hoffmann hat es
zusammengetragen: Was jeder Mann über Sex wissen sollte.«
Bild.de

»Alles rund um die schönste Nebensache der Welt ist das Thema
von Arne Hoffmann…dieser Sex-Ratgeber geht direkt zur Sache
und läßt nichts aus.«
Guter Rat

»Mit zahlreichen Tipps und Ratschlägen legt er ein echtes
Grundlagenwerk vor.«
Echo

Alles eine Frage der Größe?

Wie man eine Frau zur Ekstase bringt, welche Hilfsmittel man auf dem
Weg zur Wonne nutzen kann, wie man mit Problemen im Bett umgeht
– Mann findet in diesem Buch alles, was er über Sex wissen sollte. Und
dann ist auch der Schritt zum perfekten Liebhaber nicht mehr groß.